Caio Augusto Fleury

# A DIETA DOS NOSSOS ANCESTRAIS

Guia nutricional para perda de peso e manutenção da saúde

Caio Augusto Fleury

# A DIETA DOS NOSSOS ANCESTRAIS

Guia nutricional para perda de peso
e manutenção da saúde

© 2012 - Caio Augusto Fleury

Direitos em língua portuguesa para o Brasil:
Matrix Editora - Tel. (11) 3868-2863
atendimento@matrixeditora.com.br
www.matrixeditora.com.br

Capa e diagramação:
Alexandre Santiago

Revisão:
Lucrécia Freitas
Mariana Munhoz

Dados Internacionais de Catalogação na Publicação (CIP)
SINDICATO NACIONAL DOS EDITORES DE LIVROS, RJ.

A dieta dos nossos ancestrais : guia nutricional para perda de peso e manutenção da saúde / Caio Augusto Fleury . - São Paulo : Matrix, 2012.

1. Nutrição. 2. Saúde - Aspectos nutricionais. 3. Hábitos alimentares. I. Título.

12-5571.

CDD: 613.2
CDU: 613.2

# Agradecimentos

Agradeço a toda a minha família, que me incentivou a publicar este livro: ao meu pai, Flávio, à minha mãe, Martha, à minha irmã, Fernanda, e principalmente à minha esposa, Bruna Machado, que me deu suporte emocional antes e durante a escrita da obra, sem se cansar de me ouvir falar sobre alimentação noites e noites a fio.

Agradeço especialmente ao Dr. Loren Cordain e a todos os outros cientistas e pesquisadores internacionais que construíram os pilares para o desenvolvimento de uma nova ciência nutricional, mais acurada e menos tendenciosa, e abriram caminho para que milhares de jovens médicos e cientistas nos Estados Unidos e na Europa se interessassem pela nutrição com bases evolucionárias e científicas.

Agradeço ao biólogo Mark Sisson, que conquistou milhões de leitores nos Estados Unidos em seu blog *Mark's Daily Apple*, que divulga a ciência da nutrição de maneira prática e cativante.

Agradeço a toda a equipe da Matrix Editora, que acreditou no meu trabalho e tornou possível esta publicação.

# Sumário

Introdução ............................................................. 9
Capítulo 1 Onde tudo começou ............................... 15
Capítulo 2 Movimento paleo/primal ......................... 31
Capítulo 3 Estudos observacionais feitos em populações isoladas ... 47
Capítulo 4 Perguntas e respostas sobre a dieta dos nossos ancestrais. 63
Capítulo 5 Por que temos que reduzir o consumo de grãos e farinhas processadas? ........................................ 71
Capítulo 6 Efeitos do açúcar e das farinhas sobre o diabetes e a síndrome metabólica ............................................ 87
Capítulo 7 O perigo das dietas ricas em carboidratos de alta carga glicêmica ............................................ 109
Capítulo 8 Os benefícios das gorduras boas e da redução de carboidratos refinados ............................................ 119
Capítulo 9 Plano para emagrecer em 21 dias ............... 129
Capítulo 10 Suplementos: vitaminas e minerais essenciais ... 161
Capítulo 11 Carnes orgânicas ............................... 175
Capítulo 12 Receitas para a dieta dos nossos ancestrais ... 179
Referências bibliográficas ....................................... 215
Sites consultados .................................................. 229

# Introdução

*Nada faz sentido em biologia se não for iluminado pela luz da evolução.*
Dr. Dobzhansky,
notável geneticista russo

*Nada em nutrição faz sentido se não for iluminado pela luz da evolução.*
Dr. Loren Cordain, do Departamento de Ciências da Saúde e do Exercício da Universidade do Estado do Colorado (EUA).

A evolução explica, por meio de evidências arqueológicas, que o ser humano viveu em um determinado contexto ecológico ao longo de milhares de anos até o momento em que houve a criação da agricultura, há aproximadamente 10 mil anos. Isso fez com que as sociedades sofressem profundas transformações culturais e alimentares em um curto espaço de tempo – que a maioria dos geneticistas julga ser insuficiente para que os seres humanos tivessem se adaptado geneticamente a essas mudanças de estilo de vida e alimentação de forma satisfatória. De fato, atualmente já existe uma série de estudos conduzidos por autoridades de peso no assunto, comprovando a superioridade da saúde de nossos ancestrais por meio de pesquisas paleológicas, avaliação da saúde geral e expectativa de vida de populações isoladas, que vivem de modo muito similar àquele em que nossos ancestrais viviam. Médicos proeminentes ao longo dos últimos dois séculos têm feito expedições para conduzir pesquisas com esses povos. Inquestionavelmente, em sociedades primitivas, inúmeros estudos têm comprovado a ausência de diversas doenças que acometem o ser humano moderno, as quais se tornaram comuns poucas décadas após seu surgimento. Doenças como obesidade, degeneração facial, diabetes, doenças cardíacas e até mesmo câncer são extremamente raras ou ausentes nessas sociedades. A partir dos estudos realizados, é possível supor que a degeneração física moderna pode ser inteiramente explicada pelo abandono do nosso nicho ecológico natural, que foi mais marcante na passagem para o Neolítico*, com a introdução da agricultura. Mais recentemente, houve um aumento drástico na degeneração da saúde humana causado pelo desenvolvimento da indústria alimentar nos últimos 50 anos.

*A dieta dos nossos ancestrais* enfatiza a adaptação dos padrões de hábitos evolucionários à realidade moderna e reúne informações de sólidas pesquisas a fim de informar o leitor sobre o impacto negativo dessas mudanças súbitas – do ponto de vista evolutivo – no estilo de vida do homem moderno. O consumo de alimentos neolíticos (pós-agricultura) em larga escala e o desenvolvimento da indústria de alimentos processados, de acordo com diversos estudos arqueológicos e epidemiológicos, resultaram em diversos males à saúde humana, os quais continuam se manifestando de maneira crescente nas sociedades atuais, devido ao fato de o ser humano não estar adaptado geneticamente ao consumo desses alimentos.

Apesar da tremenda evolução científica e das vantagens que ela proporciona, tratar das doenças e promover a saúde geral das populações modernas são tarefas extremamente difíceis. Diversos estudos têm se esforçado para identificar as mudanças que mais impactam a saúde do ser humano moderno. Essa tarefa é muito

---

\* Última divisão da Idade da Pedra, caracterizada pelo desenvolvimento da agricultura e pela domesticação de animais.

complexa, considerando o caráter multifatorial de suas causas. No entanto, estudos apontam que um estilo de vida mais condizente com nosso perfil genético, desenvolvido ao longo de milhares de anos, serve como base segura para atingirmos o objetivo de viver de forma mais saudável e minimizar os fatores que nos predispõem a doenças. Para que haja maior conhecimento desses fatores por parte das autoridades médicas e nutricionais, é preciso que elas desenvolvam um interesse maior pela compreensão dos fatores ambientais que geram as enfermidades, a fim de que possam enxergar a situação de forma mais abrangente. Por meio da obtenção de fontes alternativas de conhecimento, essas autoridades poderão alinhar o atual paradigma moderno ao paradigma evolucionário e, assim, gerar maior contribuição para a promoção da saúde humana.

*A dieta dos nossos ancestrais* reúne estudos conduzidos por líderes em biologia da evolução, antropólogos, pesquisadores científicos, médicos, nutricionistas e profissionais de educação física em uma coerente lista de leis comportamentais que têm promovido uma expressão genética ótima, de acordo com padrões da evolução humana, e que sobreviveram ao longo de milhares de anos. Apesar de a cultura ter evoluído continuamente ao longo dos últimos milênios, proporcionando melhorias expressivas nas condições de vida do ser humano moderno, este livro oferece ao leitor estudos sobre comportamentos antigos dos seres humanos que são essenciais para otimizar o funcionamento de nosso organismo e que podem trazer inúmeros benefícios para o homem que habita o mundo de hoje. O livro informa o leitor sobre os fundamentos da saúde do ser humano que parecem ter sido esquecidos ou mal interpretados nos dias atuais.

Uma de minhas inspirações é poder guiar o leitor que tem buscado alternativas para alcançar a tão almejada saúde e o controle de peso, o que parece tão difícil conseguir em meio a tanta desinformação – ou em razão do excesso de informações conflitantes, difundidas por autoridades que trabalham por interesses comerciais, para promover alimentos usando como base pesquisas falhas e mal interpretadas.

*A dieta dos nossos ancestrais* é um tesouro encontrado em meio a um monte de informações com bases frágeis, facilmente refutadas quando confrontadas com evidências sólidas de meios de pesquisa que refletem o cenário geral e não apenas um foco. A visão geral dos estudos a respeito da saúde humana, se ignorada, abre oportunidades para que os fatos e resultados de pesquisas sejam mais fáceis de ser manipulados para se enquadrarem ao paradigma atual, tornando frágil o desenvolvimento do conhecimento, e a verdade, para os que a procuram, mais difícil de ser encontrada.

Os fundamentos da dieta dos nossos ancestrais podem ser entendidos da seguinte maneira: os seres humanos sobreviveram ao longo de milhares de anos apesar de uma probabilidade muito pequena de que isso acontecesse. Devido aos inúmeros obstáculos ambientais impostos a essa espécie, eles foram obrigados a se desenvolver para que pudessem superar as condições adversas impostas por um ambiente selvagem e imprevisível. Nossos ancestrais eram magros, fortes, espertos e produtivos, o que permitiu que se reproduzissem, prevalecessem sobre outras espécies do reino animal e explorassem virtualmente cada canto da Terra. O paradigma moderno tem constantemente ignorado o legado de nossos ancestrais em função de interesses particulares e soluções rápidas, a fim de prevalecer como convencional; dessa forma, a ciência da saúde e da nutrição é afastada dos fundamentos de nossa evolução, que são essenciais para a conquista da melhor saúde do homem.

Ao seguir a dieta dos nossos ancestrais, você não precisará ficar obcecado por longas horas de exercícios nem sofrer com restrições alimentares. Pesquisas têm, consistentemente, mostrado que essas dietas são difíceis de seguir, não saciam e são prejudiciais à saúde humana a longo prazo. O livro propõe não somente uma dieta, mas promove o conhecimento e a mudança de hábitos, para que aumentemos nossos níveis de energia, disposição e saúde. Ao manter a tradição que os seres humanos têm adotado ao longo de milhares de anos, adaptando-a ao estilo de vida moderno, você irá encontrar o seu caminho para o melhor desempenho tanto físico quanto intelectual. Encorajamos você a adotar a dieta dos nossos ancestrais, mantendo em mente o fato de que os padrões de saúde e de beleza atuais, impostos pelos meios de comunicação e pela sociedade, devem ser cuidadosamente ponderados, uma vez que objetivos extremos de aparência e desempenho podem criar uma mentalidade obcecada e perfeccionista e levar as pessoas a perderem o foco na questão mais importante: o equilíbrio do organismo para uma boa saúde e qualidade de vida.

Metas orientadas para o processo que enfatizam o esforço e o aproveitamento da experiência são muito mais saudáveis do que a mentalidade comum de ficar obcecado por resultados. Considere o exemplo familiar das tentativas frustradas de perda de peso, levando a hábitos autodestrutivos. Se as pessoas simplesmente aproveitassem mais as refeições, escolhendo os alimentos saudáveis e deliciosos da dieta dos nossos ancestrais, em vez de se estressar com as calorias e o tamanho das porções – ambos, como explicarei neste livro, insignificantes em termos de perda de peso –, os resultados da dieta seriam muito melhores.

Este livro oferece ao leitor um guia prático para alcançar esse objetivo e reúne pesquisas sólidas e confiáveis para que o leitor fique bem informado e desenvolva o interesse sobre alimentação e hábitos saudáveis, o que acredito ser de fato importante para qualquer pessoa.

## Capítulo 1
# Onde tudo começou

Veterinários em zoológicos há muito tempo estão cientes de que, para manter os animais saudáveis e felizes, é preciso acolhê-los em um ambiente que se assemelhe ao seu hábitat natural e que lhes proporcione os mesmos alimentos e recursos a que poderiam ter acesso em seu meio. Todos os animais adaptaram-se geneticamente a viver no hábitat em que se desenvolveram ao longo de seus respectivos períodos de evolução, de forma que seus organismos se adaptaram para que pudessem sobreviver da forma mais eficiente possível. Suas características físicas e o alimento que podem utilizar de maneira a obter maior economia energética, ou seja, mais calorias com menos esforço, foram moldados pelo ambiente.

Quando leões, gatos ou qualquer outro animal carnívoro é alimentado somente de carne dos músculos, sua saúde tem tudo para se deteriorar após determinado período, pois a ausência de outros alimentos pode levar a um quadro de osteoporose e, após certo tempo, à morte. Para que isso não ocorra, esses animais precisam receber os alimentos que proporcionaram sua evolução genética ao longo do tempo, que são aqueles que buscariam (caçariam) em seu ambiente natural, como determinados tipos de carne, além de órgãos de outros animais, os quais proporcionam as quantidades necessárias de elementos como vitamina A e cálcio. O sistema digestivo dos animais carnívoros é curto, ou seja, eles são adaptados geneticamente para digerir alimentos densos (com maior quantidade de calorias). Fora isso, seu fígado e seus outros órgãos são capazes de metabolizar grandes quantidades de carnes densas, ao contrário de animais herbívoros, que têm o intestino longo.

Quando se dá aos animais alimentos que não estão adaptados a consumir, inevitavelmente eles adoecem e podem de fato morrer. Os macacos, por exemplo, quando alimentados somente com grãos, não vivem de forma saudável, pois acabam sofrendo de problemas de reprodução e diversas outros, que poderiam ser evitados caso recebessem os alimentos que estão adaptados a ingerir (folhas, insetos e frutas fibrosas). Antropólogos conseguem ter noção muito precisa do que chimpanzés comem por meio de observações em seus hábitats naturais.

Assim como os animais, os seres humanos são geneticamente adaptados a consumir determinados alimentos, apesar de sermos mais maleáveis e podermos consumir uma maior variedade deles. Ao longo do nosso período de evolução como espécie, esses alimentos foram selecionados para serem consumidos, de acordo com as circunstâncias do meio ambiente. Neste capítulo, exploraremos as teorias criadas por biólogos evolucionistas, epigeneticistas e antropólogos a respeito da alimentação do ser humano e de seus ancestrais ao longo do tempo.

Para que fosse analisada a dieta dos nossos ancestrais do período paleolítico (hominídeos da Idade da Pedra), antropólogos recolheram evidências de estudos de fósseis e do metabolismo humano, além de estudos dos hábitos de populações primitivas, incluindo as de outros primatas.

Ao longo dos anos, biólogos evolucionistas, epigeneticistas e antropólogos tiveram que trilhar um minucioso caminho para descobrir as características mais prováveis do hábitat em que nossos ancestrais viveram ao longo do tempo e, assim, traçar uma linha evolutiva de nossa espécie. O conjunto de estudos e informações geradas ao longo dos últimos séculos por esses estudiosos proporcionou-nos uma boa noção das condições em que nossos ancestrais viveram até nos tornarmos seres humanos, ou, tecnicamente, *Homo sapiens*.

Há aproximadamente 7 milhões de anos, os hominídeos (nossos ancestrais pré-humanos) se separaram e se desenvolveram como espécies diferentes, mas foi somente há 2,6 milhões de anos (começo do Paleolítico), na África, que foram inventadas as ferramentas mais primitivas. Isso lhes permitiu caçar animais maiores de modo mais eficiente, o que fez com que seu cérebro se desenvolvesse. Como consequência, os hominídeos prosperaram como espécie, criando sociedades primitivas. Mais adiante, há aproximadamente 500 mil anos, eles desenvolveram a arte de fazer fogo. E, 10 mil anos atrás, esse período chega ao fim com a criação da agricultura.

Os *Homo sapiens* modernos evoluíram na África entre 100 mil e 200 mil anos atrás, prevalecendo sobre outras espécies de *Homo erectus*. Porém, somente há aproximadamente 60 mil anos é que o *Homo sapiens* se espalhou pelos continentes.

As melhores informações sobre nossos ancestrais indicam que eles tinham uma alimentação em sua maior parte variada e abundante, de acordo com o ambiente que habitavam. Ainda assim, mesmo em ambientes diversos, os alimentos escolhidos tinham certa similaridade, o que nos indica que havia restrições alimentares – e são essas restrições que exploraremos nos próximos capítulos.

### Alimentação de nossos ancestrais

Há muito se sabe que a dieta de nossos ancestrais do Paleolítico, com início há mais ou menos 2,6 milhões de anos, era constituída principalmente por carnes de outros animais.

O fato de os ancestrais humanos consumirem carnes de outros animais antes do início desse período tem sido muito discutido ao longo dos últimos séculos. Afinal, entre o início e o meio do século XX não existiam muitas provas confiáveis de que a dieta desses ancestrais pré-humanos consistia de fato em significativas quantidades de carnes de outros animais. E isso continuou até os anos 1980 e 1990, quando antropólogos puderam, afinal, analisar com maior exatidão do que tal dieta era composta. Em 1981, com as análises de fósseis da espécie *Australopithecus* – que surgiu há pelo menos 7 milhões de anos e viveu até o Paleolítico, há 2,6 milhões de anos – feitas pelos antropólogos Charles R. Peters e Brian Maguire, ao observarem as características físicas desses nossos ancestrais pré-humanos, eles tiveram indícios de sua provável dieta. Ambos descobriram que ela consistia em grandes quantidades de frutas e plantas, sendo que as frutas daquele período eram extremamente fibrosas, muito mais do que as de hoje em dia. Eles analisaram também as plantas selvagens disponíveis em Makapansgat (África do Sul), área em que essa espécie habitava, para determinar a composição e a estrutura dos alimentos existentes na área. Descobriram que os alimentos disponíveis no local eram frutos duros e secos como *berries*, feijões e nozes, extremamente difíceis de serem mastigados ou processados manualmente. Peters e Maguire argumentam que seria impossível para os seres humanos atuais consumirem esses frutos sem a ajuda de ferramentas e fogo, assim como também para os seres pré-humanos que não possuíam uma estrutura mandibular forte o suficiente para consumi-los. Essa constatação sugere, então, que seria necessário que os seres pré-humanos fossem mais desenvolvidos como espécie, ao ponto de terem aprendido a manejar instrumentos para isso.

Estudos mais recentes feitos por antropólogos sobre os *Australopithecus*, em 1992, analisaram a proporção de cálcio *versus* estrôncio dos fósseis, o que nos deu evidências mais precisas do que eles consumiam em sua dieta. Chegou-se à conclusão de que os novos dados eram inconsistentes com a ideia de que os *Australopithecus* eram predominantemente herbívoros e que dependiam do consumo de raízes e sementes duras. Em vez disso, eles se alimentavam com uma dieta variada e muito mais diversa do que se acreditava anteriormente, constituída por quantidades significativas de carnes de outros animais.

## Carne como parte da dieta humana há mais de 3 milhões de anos

Evidências vindas de pesquisas com fósseis mostram claramente que desde o começo do período considerado do gênero *Homo*, ou seja, o Paleolítico, a dieta humana tem consistido de carnes em grandes quantidades – um fato já conhecido pela comunidade de paleoantropólogos.

Resquícios fósseis têm apresentado marcas destacadas de cortes produzidos por ferramentas primitivas. Um exemplo são as carcaças (esqueletos) com marcas de lascas afiadas em decorrência da retirada de suas carnes encontradas em muitos sítios arqueológico – que servem como prova convincente de que há pelo menos 2 milhões e meio de anos hominídeos de fato consomem carnes de outros animais. Em contraste, restos de plantas não são encontrados nesses sítios arqueológicos; portanto, a quantidade de vegetais consumidos pelos nossos ancestrais somente pode ser estimada a partir de estudos observacionais feitos em tribos selvagens dos tempos atuais. A questão mais estudada hoje por paleoantropólogos está longe de ser sobre se humanos consumiam carnes em grande quantidade ou não, mas busca saber há quanto tempo os ancestrais pré-humanos consomem carnes em grandes quantidades e há quanto tempo esses hominídeos são caçadores e não carniceiros (animais que comem restos de carnes consumidas por outros animais), ou, ainda, quando exatamente começaram a caçar grandes animais.

Evidências antropológicas e taxonômicas de que os seres humanos consomem carne por pelo menos 2,6 milhões de anos são precisas e convincentes, fazendo com que a maioria dos paleoantropólogos pense que o que é natural na alimentação de nossos ancestrais é natural também para os seres humanos atuais, uma vez que somos geneticamente quase idênticos ao *Homo sapiens* moderno (100 a 200 mil anos atrás), que viveu no período pré-agricultura, sendo assim adaptados geneticamente à mesma dieta que nos permitiu uma evolução como espécie.

## Linha do tempo evolutiva durante o Paleolítico (a partir de 2,6 milhões de anos atrás)

Análises de fósseis que medem a proporção de cálcio *versus* estrôncio indicam a relação entre plantas e carnes na dieta de determinada espécie. Ao longo de todo o período paleolítico, esses estudos indicaram padrões fósseis de animais que consumiam uma dieta baseada em grandes quantidades de carnes.

Restos de esqueletos com marcas de corte foram encontrados ao longo dos últimos séculos perto de ferramentas de pedras, o que indica que a carne do animal foi separada da carcaça por ferramentas criadas por humanos. Também foram encontrados ossos dilacerados junto com ferramentas de serragem criadas para tirar a gelatina de dentro dos ossos dos animais.

Com mais detalhes e gerada por estudos arqueológicos, segue uma linha do tempo com as características físicas e alimentares de nossos ancestrais em determinados períodos:

- **1.700.000 a 230.000 anos atrás**: por volta de 1,7 milhão de anos atrás, durante o início da era paleolítica, nossos ancestrais passaram de *Homo habilis* a *Homo erectus*. Nesse período, nossos ancestrais hominídeos deixaram de ser quadrúpedes para ser bípedes. Houve, então, um aumento considerável da caça durante a transição entre essas duas espécies. Eles tinham altura média de 1,70 m a 2 m. A estrutura de sua arcada dentária já se assemelhava a de um animal predominantemente carnívoro, como uma hiena. Não se sabe exatamente a porcentagem de alimentos derivados de animais que consumiam, porém as análises fósseis indicam que era alta.
- **900.000 anos atrás**: os *Homo erectus* foram os primeiros a dominar o uso do fogo. Por volta de 900 mil anos atrás, os métodos de caça aprimoram-se, e ferramentas mais sofisticadas foram desenvolvidas em resposta ao resfriamento global gerado durante esse período de pico glacial. Com o clima menos favorável ao consumo de vegetais e frutos, os *Homo erectus* foram

forçados a depender mais do consumo da carne de animais para sua sobrevivência.

- **700.000 anos atrás**: a caça de animais de grande porte foi intensificada nesse período devido ao desenvolvimento de espécies como hipopótamos, mamutes, elefantes, entre outros. Aliando isso às constantes variações climáticas, nossos ancestrais foram obrigados a depender ainda mais desses animais de grande porte e passaram também a desenvolver meios de conservar alimentos não perecíveis, como tubérculos (inhame, mandioca), nozes e outros vegetais. Durante essa época, alguns estudiosos acreditam que houve algumas mudanças na pigmentação da pele de nossos ancestrais para um tom mais claro, pois assim a vitamina D seria mais bem absorvida pela pele com o sol fraco. O desenvolvimento das técnicas de conservação de alimentos e o aprimoramento da caça tornaram nossos ancestrais mais capacitados a sobreviver em ambientes extremos.
- **400.000 anos atrás**: fósseis correspondentes à espécie *Homo erectus* dessa data encontrados em arquipélagos no norte da China indicam uma dieta predominantemente constituída de carnes de répteis, insetos, grandes mamíferos e ratos, assim como frutas selvagens fibrosas, *berries* e tubérculos (inhames, mandioca).
- **35.000 a 10.000 anos atrás**: o *Homo sapiens* moderno espalhara-se pela Europa. Adaptado a grandes variações climáticas, consumia quantidades consideráveis de carnes de grandes animais, como os mamutes – o que representava pelo menos 50% de sua dieta.

## Princípios da evolução genética

O conjunto de informações geradas por anos de pesquisas antropológicas ao longo da história reforça o princípio da evolução genética, que se baseia no fato de que as mutações gênicas proporcionaram variabilidade na constituição genética das espécies. Essa constituição genética é moldada por meio de pressões seletivas do meio ambiente, que determinam quais indivíduos ou espécies sobreviverão sob tais circunstâncias. Esse é um processo que se repete geração após geração ao longo da história, e, com o tempo, molda as características particulares de uma determinada espécie, incluindo sua dieta. Tais características levam muito tempo para ser consideradas relevantes ou para causar mudança significativa na espécie – mudança essa que os antropólogos estimam levar pelo menos algumas dezenas de milhares de anos para ocorrer.

## Evidências genéticas para a dieta

Há muito foi descoberto que a dieta dos nossos ancestrais do período paleolítico constituía-se principalmente de carnes de outros animais e que, geneticamente, ainda somos praticamente como nossos ancestrais dos últimos períodos da era paleolítica (100 a 200 mil anos atrás). Eaton et al. (1988) ilustram o que as evidências dos últimos séculos indicam:

> Parece que o genoma humano tem mudado muito pouco desde que humanos anatomicamente modernos se espalharam pelo mundo aproximadamente 35.000 anos atrás e que, a partir de um ponto de vista genético, os humanos atuais são ainda humanos paleolíticos do período pré-agricultura. Por causa desta quase idêntica similaridade genética, a dieta dos tempos paleolíticos é de extrema importância para nós. Claro que vivemos sob diferentes circunstâncias e viemos nos adaptando de acordo com essas circunstâncias, no entanto, para que uma adaptação evolucionária possa ser refletida em nossos genes, a maioria dos pesquisadores pensa que leva um tempo consideravelmente longo para que em qualquer evento particular seja produzido mais do que mudanças mínimas desde o tempo em que humanos começaram a agricultura e deixaram de ser exclusivamente caçadores e coletores (aproximadamente 10 mil anos atrás, e, para a maioria das sociedades antigas, menos que isso).
>
> [tradução nossa]

## Como ocorre a evolução

Os alimentos que permitiram que os seres humanos originalmente evoluíssem e os alimentos que passamos a ingerir após o início da agricultura – e principalmente após a revolução da engenharia alimentar em meados do século XX – são substancialmente diferentes, apesar de nossos genes continuarem quase inalterados desde então. Esse fato não é especulativo, mas, sim, baseado em inúmeras evidências. No entanto, é de indispensável importância a questão sobre qual alimentação estamos mais geneticamente adaptados a consumir para tentarmos, assim, diminuir a incoerência com nossa atual alimentação. Não obstante, devemos tentar encontrar a relação entre manifestações de doenças e esse desvio em nossa alimentação – um tópico que será aprofundado nos próximos capítulos.

Todos os antropólogos sabem, assim como a maioria de nós, que nosso cérebro é o principal órgão que nos diferencia dos macacos, responsável por características únicas inerentes aos seres humanos. Porém, poucos são aqueles que já chegaram a pensar nos fatores que levaram à evolução de nosso cérebro como espécie.

Evidências sugerem que a alteração na ingestão de alimentos – descoberta graças a fósseis de *Homo erectus* datados a partir de 900 a 500 mil anos atrás encontrados perto de ferramentas que indicavam que eles dominavam a prática de fazer fogo – foi a principal responsável pela rápida evolução da espécie humana, levando ao fenômeno chamado de *encefalização* (processo de evolução do cérebro humano).

O que nos faz humanos é, principalmente, o nosso cérebro e, portanto, nossa inteligência – fato difícil de ser questionado. O tamanho de nosso cérebro em relação ao nosso corpo é grande se comparado ao tamanho do cérebro de outros animais e seus corpos. Os elefantes, por exemplo, têm um cérebro maior que o nosso, porém, em relação ao seu próprio corpo, ele é pequeno.

A medida usada para comparar o tamanho do cérebro entre espécies de peso corporal diferente é chamada de *quociente de encefalização*, que é calculado dividindo o peso do cérebro de uma espécie pelo peso "esperado".

Quocientes mais altos indicam que o indivíduo tem um cérebro maior do que o tamanho do cérebro "esperado".

Muitas pesquisas e comparações foram feitas com animais. Uma delas é a do pesquisador Max Kleiber, que acabou descobrindo uma lei da natureza por ele nomeada de *Escala de Coeficiente Exponencial* (Lei de Kleiber – usada na equação para descobrir a variação entre o tamanho do corpo em relação ao tamanho da massa do cérebro), relacionando o peso do cérebro à quantidade de energia metabólica disponível para sustentá-lo. Em outras palavras, o peso do cérebro depende da capacidade do corpo de encontrar meios de metabolizar energia para sustentá-lo. Essa descoberta levou cientistas a encontrarem um fator comum entre todas as espécies: a correlação entre o quociente de encefalização e o tamanho e o formato do intestino dos animais.

Para que nosso cérebro pudesse ter evoluído ao longo do tempo, a quantidade de energia metabolizada por nosso intestino teve que ser alta o bastante para suprir as necessidades de todos os órgãos e ainda ter sobrado para o cérebro. Quanto de energia metabolizada sobra para o cérebro e para os outros órgãos que demandam muita energia depende da alimentação das espécies, a qual, dentro dessas circunstâncias, possibilitará a evolução da espécie.

Seres humanos têm um quociente de encefalização muito alto comparado ao de outros animais, e, novamente, como pesquisas têm demonstrado, quanto maior o quociente de encefalização, maior o cérebro de qualquer ser em relação a seu corpo. É importante notar que o cérebro dos seres humanos atuais é substancialmente maior que o cérebro de hominídeos pré-humanos e outras espécies de *Homo erectus*.

## Teoria da Otimização da Procura de Alimentos

Segundo essa teoria (*Optimal Foraging Theory*) – que explica o fato de os organismos se comportarem de forma a encontrar, capturar e consumir alimentos que contenham a maior quantidade de calorias, gastando o menor tempo possível com isso –, há muitas variáveis na história de uma espécie que determinam o tamanho de seu cérebro além de outros fatores, como tempo de gestação, taxa de crescimento, consumo de leite materno e idade de puberdade. Leva-se em conta também as formas que os membros das espécies encontraram para maximizar a produção de energia, seja por meio de mecanismos de economia, de seu sistema digestivo, ou outros que possibilitem uma maior metabolização de energia.

As cientistas Sue Parker e Kathleen Gibson (PARKER, 1979), que estudam a encefalização, discutem a história das variáveis que levam primatas não humanos a ter um cérebro maior. De acordo com elas, o que as motiva a estudar as variáveis que determinam o crescimento do cérebro é que "esses acontecimentos são os determinantes do ciclo de vida humano". Além disso, o ritmo lento de evolução durante a maior parte da história do desenvolvimento do ser humano reflete a grande quantidade de energia necessária para manter um crescimento cerebral estável e constante.

Outros pesquisadores, como Foley e Lee (1991), analisam especificamente o impacto da dieta das espécies no crescimento do cérebro. Muitas de suas pesquisas indicam que, para que as espécies pudessem ter seu cérebro desenvolvido, antes elas tiveram que planejar uma estratégia de caça, ou de busca de alimentos, para obter maior retorno dos alimentos, ou seja, um retorno metabólico, para o acúmulo de energia. Em outras palavras, para que houvesse evolução, as espécies precisaram encontrar meios de otimizar a produção de energia e não apenas acumular energia, ainda que tenham desenvolvido uma estratégia de busca de alimentos e um sistema digestivo próprio e adaptado para essa demanda.

Não há dúvidas de que, para que o ser humano ter evoluído como espécie, ele precisou desenvolver uma estratégia alimentar para consumir alimentos mais energeticamente densos. O alimento mais denso encontrado na natureza, do qual seres humanos e hominídeos puderam se alimentar por muito tempo, foram os animais, que estavam mais disponíveis para eles ao longo da evolução. Tais alimentos contribuíram para a evolução da nossa espécie, o que é indiscutível em razão das várias evidências de fósseis encontrados por historiadores nos últimos séculos. O consumo de carne entre nossos ancestrais representa para a maioria dos paleoantropólogos um marco na história do gênero *Homo*, pois foi o fator primordial para a evolução de nosso cérebro, motivo pelo qual nos diferenciamos de outros primatas não humanos. Primatas não humanos usam aproximadamente 8% do metabolismo durante o descanso para seus cérebros, enquanto seres humanos usam 25%. Isso indica que a quantidade de energia metabólica necessária para o cérebro do ser humano é imensa comparada à dos primatas não humanos.

O aumento de nosso cérebro foi o resultado de uma seleção de indivíduos capazes de explorar esses alimentos densos, ricos em proteínas e gorduras, em sociedades primitivas. Evidências fósseis de até 4 milhões de anos atrás indicam que o consumo desses alimentos pelos nossos ancestrais foi responsável por gerar mudanças dramáticas não só no tamanho do nosso cérebro, mas na transição de seres quadrúpedes (que andam em 4 patas) para bípedes (andam em duas patas/pés), e no aumento de nossa estatura e tempo de maturação.

Muitos antropólogos afirmam que o que favoreceu a transição de nossos ancestrais *Australopithecus* para *Homo erectus* há aproximadamente 2,5 milhões de anos não foi simplesmente o aumento de proteínas na dieta, mas sim o aumento na densidade dos alimentos (calorias). E isso só foi possível por meio da transição de uma dieta constituída em maior parte de vegetais para uma dieta predominantemente de carnes gordurosas (costelas, órgãos e gelatina). Eles estimam que o aumento energético (calorias), gerado pelo consumo de alimentos responsáveis por essa transição de *Australopithecus* para *Homo erectus,* foi de 35% a 55%, o que só foi possível mesmo em razão do consumo de órgãos de animais.

## A relação entre a eficiência do intestino e o tamanho do cérebro

Como vimos, nossos ancestrais tiveram seus cérebros evoluídos graças ao aumento do consumo de alimentos calóricos, somente possibilitado por uma dieta baseada em carnes ricas em gordura, o que fez com que nossos intestinos e órgãos se tornassem mais eficientes para metabolizar esses alimentos.

Esse fato é sustentado pela maioria dos pesquisadores e explicado pela teoria da hipótese do tecido custoso (*The Expensive Tissue Hypothesis*) criada por Leslie Aiello e Peter Wheeler. Esses antropólogos explicam a evolução por meio da hipótese de que, para o tamanho do cérebro de uma espécie aumentar, é necessário que o sistema digestivo dessa espécie se desenvolva, tornando-se mais eficiente em metabolizar os alimentos disponíveis no ambiente em que a espécie habita. O estômago de animais carnívoros foi se adaptando ao consumo de alimentos mais caloricamente densos, e o aumento na eficiência do sistema digestivo desses animais manifestou-se por meio do encurtamento do intestino.

De acordo com essa teoria, cérebros maiores são compensados por uma diminuição no tamanho do intestino de animais ou de seres humanos. Órgãos que necessitam de grandes quantidades de energia metabólica, como os digestivos, o cérebro, coração, fígado e rins, são responsáveis pela maior parte da utilização energética acumulada pelo organismo. Isso indica que, para que esses órgãos evoluíssem e trabalhassem com maior capacidade, foi necessário maior metabolização de energia – consequentemente, uma alimentação mais energeticamente densa (calórica) e uma melhor eficiência dos órgãos do sistema digestivo, para que os alimentos densos fossem convertidos em energia pelo corpo de forma mais eficaz e econômica.

Aiello e Wheeler fizeram análises com animais para comprovar essa teoria. Tais análises foram feitas em animais e humanos com o propósito de comparar o tamanho do sistema digestivo e a eficiência dos órgãos com o tamanho do cérebro. Uma dessas análises (Figura 1.1) comparou o tamanho dos órgãos de um primata de 65 kg com os de um ser humano de 65 kg.

**Figura 1.1** Massas dos órgãos observadas em humanos e primatas, ambos com 65 kg

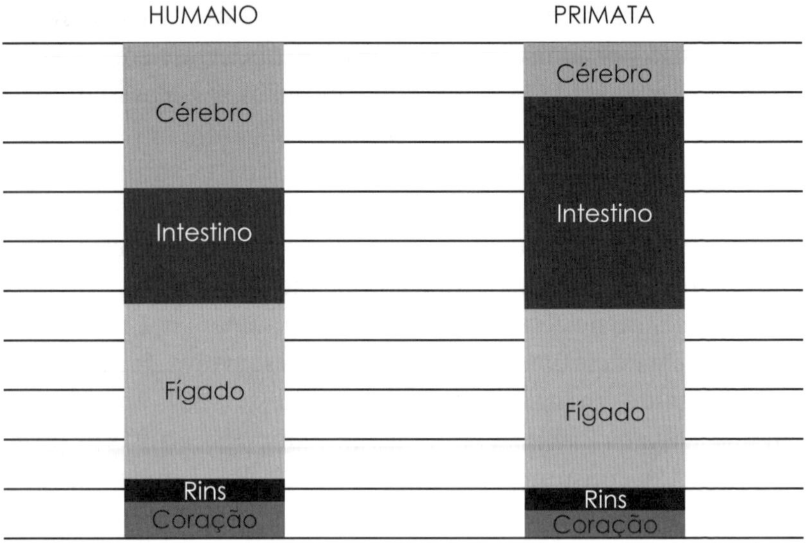

| HUMANO | PRIMATA |
|---|---|
| Cérebro | Cérebro |
| Intestino | Intestino |
| Fígado | Fígado |
| Rins | Rins |
| Coração | Coração |

O cérebro grande do ser humano é compensado por um intestino menor. Em outras palavras, o cérebro grande só existe porque o intestino é menor e mais eficiente para a metabolização de carnes densas, como os órgãos e as costelas de animais.

Embora o tamanho do coração e dos rins do ser humano seja parecido com o de um primata, o tamanho do trato intestinal do ser humano é 40% mais leve do que o de um primata. No entanto, essa hipótese sugere que o aumento no cérebro do ser humano é compensado por uma quase idêntica redução no tamanho do trato intestinal quando comparado ao dos primatas. Em outras palavras, isso indica que a redução do trato intestinal nos humanos é proporcional ao aumento do cérebro, pois um cérebro maior necessita de maior energia metabólica, e um trato intestinal menor, além de demandar menos energia, é mais eficiente em metabolizar energia, pois tem maior capacidade de digerir alimentos mais energeticamente densos.

Ambos os antropólogos sugerem que nosso trato intestinal capaz de processar alimentos densos, como órgãos e costelas de animais, é o que nos diferencia dos primatas, no que tange ao tamanho do cérebro. E nosso trato intestinal só se tornou capaz de digerir esses alimentos em razão de pressões seletivas (mutação genética gerada por repetição de determinado comportamento específico ao longo de pelo menos dezenas de milhares de anos). O aumento no consumo de alimentos densos permitiu que nossos ancestrais desenvolvessem seus cérebros, para que, enfim, pudéssemos evoluir como espécie, passando de *Australopithecus* para o gênero *Homo erectus*.

Capítulo 2

# Movimento paleo/primal

Apesar de tentar contextualizar o estilo de vida de nossos ancestrais neste livro, creio que ainda falta uma explicação sobre como surgiu, nos Estados Unidos, a tendência de seguir a alimentação e o estilo de vida de nossos ancestrais. Primeiramente, no entanto, tentarei explicar como pesquisadores, antropólogos, cientistas e outros profissionais que dedicam suas vidas a esse tema por meio de estudos e publicações científicas, contribuíram para o surgimento de inúmeras linhas de pesquisas. Muitas dessas pesquisas, ao longo dos últimos 100 anos, foram estudadas com grupos de pessoas, animais de laboratórios e populações isoladas. Tais pesquisas acabaram reforçando a premissa de que a alimentação de nossos ancestrais e de tribos atuais não civilizadas é muito superior à dieta que consumimos atualmente em civilizações modernas. Assim sendo, sinto-me compelido a divulgar alguns desses estudos – muitos já propagados por vários autores norte-americanos ao longo das últimas décadas –, principalmente os relacionados à dieta de nossos ancestrais.

### Quando a dieta de nossos ancestrais começou a ser divulgada?

Ninguém criou essa dieta sozinho. Vários foram os cientistas, antropólogos e médicos ao redor do mundo que simplesmente revelaram o que já existia – a dieta dos nossos ancestrais caçadores-coletores. Embora não houvesse uma dieta universal para os nossos ancestrais, características eram comuns a todos: eles não consumiam derivados do leite; raramente ou nunca consumiam grãos; não consumiam açúcar refinado – com exceção do mel, que era encontrado sazonalmente –; e, o mais óbvio, eles não consumiam nada processado, produtos que compõem 70% da nossa dieta atual. Tentando nos aproximar dos grupos alimentares (carne orgânica, frutos do mar, vegetais frescos, frutas e nozes) que nossos ancestrais consumiam com os alimentos disponíveis hoje nos supermercados, é possível, sim, melhorar muito nossa saúde.

A história da dieta de nossos ancestrais, também conhecida como *dieta paleo/primal* nos dias atuais, começou nos Estados Unidos e é relativamente longa. A este ponto do livro, claro, você já deve estar familiarizado com a dieta de nossos ancestrais e suas verdadeiras raízes, que começaram há mais de 3 milhões de anos. Vamos focar, a partir de agora, a dieta de nossos ancestrais adaptada aos tempos atuais.

Em grande parte, a dieta de nossos ancestrais é baseada em diversos estudos observacionais com populações não civilizadas, em experimentos controlados com seres humanos e animais e na premissa de que o ser humano moderno é geneticamente adaptado à dieta de seus ancestrais paleolíticos. Além disso, os genes humanos pouco mudaram desde o começo do período neolítico, que foi marcado pelo desenvolvimento da agricultura há aproximadamente 10 mil anos, e, por isso, não estão adaptados geneticamente a consumir alimentos provenientes da agricultura. De acordo com S. Boyd Eaton:

> Nós somos os herdeiros de inerentes características acumuladas geneticamente há milhões de anos; a vasta maioria de nossa bioquímica e fisiologia está ligada a condições de vida as quais vivenciávamos como espécie antes da criação da agricultura, há aproximadamente 10 mil anos. Geneticamente, nosso organismo é virtualmente o mesmo

que era no último período paleolítico, aproximadamente entre 200 mil e 10 mil anos.

[tradução nossa]

Um dos primeiros a divulgar a dieta de nossos ancestrais foi o médico gastrointestinal Dr. Walter L. Voegtlin. O doutor defendia a ideia de que uma dieta como a de nossos ancestrais e tribos atuais é a mais próxima do ideal para nos manter saudáveis e longe de doenças. Em seu primeiro livro, publicado em 1975, ele argumenta que o ser humano é predominantemente carnívoro, e que nossos ancestrais mais recentes se alimentavam principalmente de carnes de animais ricas em gordura e de órgãos, consumiam quantidades modestas de vegetais e frutas e absolutamente nada dos modernos grãos de hoje, como trigo, arroz, milho etc., produzidos somente após a criação da agricultura (aproximadamente entre 7 mil e 10 mil anos atrás).

As publicações do Dr. Voegtlin foram baseadas em depoimentos de pacientes atendidos por ele durante anos de prática da medicina. Mas foi só em 1985, dez anos depois do lançamento de seu primeiro livro, com a publicação de um artigo científico assinado por S. Boyd Eaton e Melvin Konner, que a dieta de nossos ancestrais tornou-se famosa nos Estados Unidos. E, em 1989, mais um fato contribuiu para sua divulgação: o médico e cientista suíço Staffan Lindeberg, atual professor da Universidade de Lund, na Suíça, conduziu pesquisas em populações não civilizadas em Kitava, uma das ilhas de Trobriand, em Papua-Nova Guiné. Essas tribos viviam de modo muito parecido com o de nossos ancestrais paleolíticos, e uma de suas principais descobertas foi a de que nenhum membro dessa tribo sofria de doenças cardíacas, diabetes, obesidade, hipertensão e outras doenças que afligem o homem moderno.

Em 2003, Dr. Lindeberg publicou um livro didático sobre suas descobertas, em sua língua natal. E, em 2010, seu livro foi revisado, atualizado e publicado pela primeira vez em inglês, o que ajudou sua divulgação. É uma publicação direcionada tanto para profissionais de diversas áreas quanto para leigos. O livro traz mais de 2 mil referências, e é uma fonte abrangente, com bases científicas, da superioridade da dieta de nossos ancestrais (paleo/primal) e a relação entre o que o ser humano civilizado consome e as doenças que o acometem.

Assim, desde o estudo do Dr. Lindeberg com os Kitava, passando pela publicação de sua série de livros sobre a tribo da Nova Guiné, muitos outros têm sido desenvolvidos nos meios científico, médico e afins. Tanta repercussão sobre o assunto fez despertar o interesse de mais pesquisadores. A partir daí, então, muitos *sites* e livros foram escritos por cientistas, antropólogos, nutricionistas e outros profissionais, tornando o estilo de vida de nossos ancestrais (paleo/primal) um estilo de vida a ser seguido e até mesmo um movimento ideal para muitas pessoas.

O aprofundamento de pesquisas e estudos desses profissionais dentro dessa linha muito contribuiu para a criação de diversos *sites* e instituições, como a do Dr. Atkins, por exemplo, que já ajudaram milhões de pessoas nos Estados Unidos a se curar de diversas doenças por meio da adoção de uma alimentação baseada na de nossos ancestrais.

### Dr. Weston A. Price

Dr. Price, dentista nascido em Cleveland, Ohio, é autor do livro *Nutritional and physical degeneration* (Nutrição e degeneração física), de 1939, em que descreve seu trabalho conduzido nas décadas de 1920 e 1930, com várias culturas primitivas pelo mundo. Seu objetivo original era mensurar a saúde dental e o desenvolvimento dessas culturas pré-industriais e pré-agricultura, incluindo os esquimós, as tribos americanas do norte e sul, aborígenes australianos, habitantes do Pacífico, tribos africanas, entre outros. O estudo comparou os dentes e a estrutura facial de habitantes das populações estudadas com os de pessoas que cresceram consumindo alimentos provenientes da agricultura. Foram tiradas fotos comparando problemas dentais e deformidades da estrutura facial entre pessoas de populações diferentes, além de uma comparação minuciosa com relação à alimentação desses habitantes. (Os correspondentes problemas dentais e as deformidades da estrutura facial estão disponíveis em seu livro.)

Mais de 50 anos após a morte do Dr. Weston Price, as ativistas Sally Fallon e Mary G. Enig fundaram a Weston A. Price Foundation, a fim de disseminar as pesquisas conduzidas por Price. Segundo as ativistas:

> As pesquisas do Dr. Weston Price demonstram que seres humanos alcançam um estado de saúde e físico perfeito, geração após geração, somente se consumirem alimentos nutricionalmente densos, além de gordura solúvel vital, que é praticamente exclusiva em gordura animal.
>
> [tradução nossa]

A Weston Price Foundation, criada em 1999 por Sally Fallon e pela nutricionista Mary G. Enig, é uma instituição americana sem fins lucrativos dedicada a:

> Devolver à dieta americana alimentos nutricionalmente densos, por meio de educação, pesquisas e ativismo.
>
> [tradução nossa]

As recomendações da fundação incluem o consumo de alimentos não processados, ou minimamente processados, incluindo gorduras tradicionais (gorduras animais, gordura de laticínios não pasteurizados, óleo de oliva, óleo de peixe, abacate, óleo de coco, entre outros), frutas e vegetais orgânicos, vegetais e laticínios crus fermentados, grãos somente germinados (trigo, arroz etc.) e gelatina natural (parte de dentro dos ossos). A organização apoia fortemente o consumo de gorduras saturadas e de colesterol de alimentos tradicionais como óleo de coco, carnes e ovos, com o que também concordamos neste livro, em razão das muitas evidências de pesquisas controladas e observacionais como as feitas pelo Dr. Weston Price. Nos Estados Unidos a fundação recebe grande suporte de produtores locais, e recomenda o consumo de laticínios não pasteurizados e crus.

Atualmente, nos Estados Unidos, milhares de pessoas consomem esses produtos em sua forma natural crua. No Brasil, o queijo de minas produzido em Minas Gerais também é consumido por milhares de pessoas, porém, paradoxalmente, sua comercialização é proibida em alguns estados brasileiros, apesar da fama do queijo de minas de ser o melhor queijo do Brasil (para mais informações assista ao documentário *O mineiro e o queijo*, dirigido por Helvécio Ratton). O consumo de laticínios crus e fermentados possui muitos benefícios em relação aos industrializados, como indicam várias pesquisas. Elas provam que a pasteurização do leite destrói seus nutrientes essenciais, tornando-o um alimento inferior, além de seu consumo estar associado ao desenvolvimento de doenças como câncer e a doença de Crohn. Além disso, o leite homogeneizado também é uma potencial causa de doenças cardiovasculares.

### Dr. Atkins e a briga com a Food and Drug Administration

Dr. Atkins foi o principal fundador da dieta *low carb* (baixa em carboidratos) nos Estados Unidos. Embora criticado pela comunidade médica da época, ele fundou o Centro Atkins de Medicina Complementar em Manhattan, com 87 empregados, em 1987, tratando mais de 50 mil pacientes. As críticas a sua alimentação baseiam-se em grande parte no preconceito da comunidade médica e da mídia da época, após serem influenciados pela agência americana Food and Drug Administration (FDA, Administração de Alimentos e Medicamentos), que, após a Segunda Guerra Mundial, passou a defender os grupos alimentares subsidiados pelo governo norte-americano – produtos provenientes da agricultura, exatamente aqueles proibidos pela dieta do Dr. Atkins e não consumida por nossos ancestrais há mais de 3 milhões de anos.

Embora a dieta de nossos ancestrais fosse renomada e adotada pela comunidade médica na Europa pré-Segunda Guerra Mundial, principalmente nos meios acadêmicos mais prestigiados da época, na Áustria, Alemanha, França e Inglaterra, após o término da guerra, devido ao *boom* econômico nos Estados Unidos, houve um aumento exponencial na população americana nas década de 1950 e 1960, favorecendo assim a expansão da agricultura e o aumento do poder de grandes agricultores, que passaram a receber mais subsídio do governo, e tornaram-se, com o tempo, grandes monopólios.

Em 1997, 157 mil latifúndios eram responsáveis por 72% da receita das fazendas. O governo dos Estados Unidos atualmente paga 20 bilhões de dólares anuais como subsídio direto à agricultura. Dentre os alimentos mais subsidiados nos Estados Unidos, o milho está em primeiro lugar – com mais de 7 bilhões de dólares subsidiados diretamente pelo governo em 2005 (Figura 2.1).

**Figura 2.1**

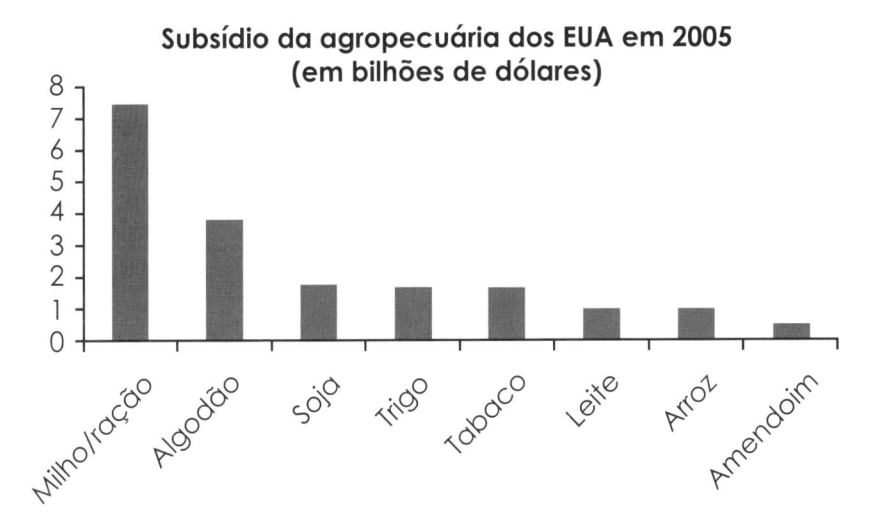

Subsídio da agropecuária dos EUA em 2005 (em bilhões de dólares)

*Fonte*: Escritório de orçamento do Congresso (via imprensa associada).

Considerando essa enorme quantia de dinheiro investida pelo governo norte-americano em subsídios para o milho e outros grãos, não é difícil imaginar quais alimentos os americanos mais consomem: milho e trigo, que são usados para produzir xarope de glicose (100% frutose), cereais e muitos outros produtos industrializados, responsáveis pela atual epidemia de diabetes, síndrome metabólica, doenças cardiovasculares e câncer nos Estados Unidos – juntos, esses alimentos respondem por mais de dois terços das mortes por enfermidades nesse país.

Os subsídios à agricultura americana são responsáveis por um enorme déficit orçamentário no governo. Por meio desse mecanismo, o governo americano contribui para a criação de monopólios da agricultura e para sua ineficiência, tornando os grandes monopólios dependentes do incentivo do governo para manter os preços baixos e competitivos. Tais incentivos financeiros são responsáveis pela sobrevivência e crescimento dessa indústria, afinal, caso o governo não tirasse o dinheiro da população para subsidiar essa indústria, os grandes monopólios não seriam capazes de manter os preços baixos para que seus produtos pudessem ser consumidos em larga escala pelos cidadãos norte--americanos. Em outras palavras, o governo rouba seus cidadãos para assegurar a sobrevivência dessa indústria economicamente inviável e que é responsável pela morte e enfermidade de milhares de americanos anualmente.

O sistema norte-americano funciona de modo a contribuir para a ineficiência do governo e privilegiar as grandes indústrias. A partir de 1922, com a criação do Grain Futures Act (Lei de Futuros dos Grãos); em 1929, com a Agricultural Marketing Act (Lei do Mercado da Agricultura); e em 1933, com a Agricultural Adjustment Act (Lei de Ajuste da Agricultura), o governo começou a criar uma cultura de suporte à agricultura. Nas últimas cinco décadas, devido a um número expressivo de nascimentos nos Estados Unidos – fenômeno que formou a geração dos *baby boomers* – a agricultura passou por uma grande expansão. O Congresso e o Senado americano passaram a aprovar muitas leis para aumentar os subsídios à agricultura, e esse aumento se deu principalmente por causa dos *lobbies* pagos aos senadores e deputados. Desde então, a indústria da agricultura tem elevado constantemente seu poder de influência sobre o Congresso, o que levou à criação da agência sanitária americana, a FDA. Seu *suposto* propósito é o de regular essas indústrias para dar segurança ao consumidor, mas, na prática – como uma grande porcentagem de americanos já sabem –, acaba sendo usado como veículo de comunicação entre as indústrias da agricultura e o consumidor americano, influenciando sobremaneira seus hábitos de consumo.

**Figura 2.2** Pirâmide alimentar da FDA

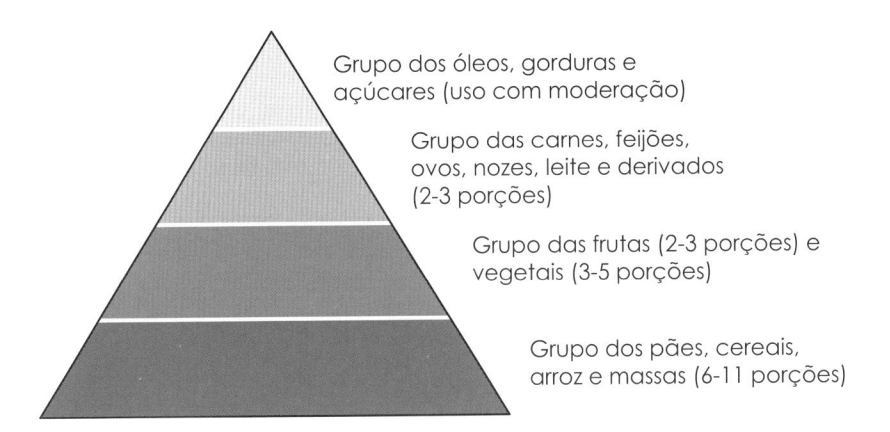

- Grupo dos óleos, gorduras e açúcares (uso com moderação)
- Grupo das carnes, feijões, ovos, nozes, leite e derivados (2-3 porções)
- Grupo das frutas (2-3 porções) e vegetais (3-5 porções)
- Grupo dos pães, cereais, arroz e massas (6-11 porções)

Como já mencionamos, independentemente dos esforços da FDA em derrubar o trabalho do Dr. Atkins, ele criou, um ano depois do Centro Atkins de Medicina Complementar, em 1988, o Atkins Nutritionals (Centro Nutricional Atkins), que tinha como objetivo promover sua dieta de baixo teor de carboidratos, que gerou, então, uma receita de mais de 100 milhões de dólares.

E esse sucesso não foi de uma hora para outra. Em 1960, após receber seu diploma de medicina, o Dr. Atkins abriu sua própria clínica médica em Nova York. Enquanto tratava de seus pacientes, ele começou a formular sua dieta baseada no controle do consumo de carboidratos de alto índice glicêmico, baseada em uma série de artigos publicados no *Journal of the American Medical Association* (Jornal da Associação Médica Americana). O resultado desses estudos o levou a publicar, em 1972, o método Atkins de nutrição em seu livro *A dieta revolucionária do Dr. Atkins*, baseado em uma série de pesquisas científicas. Dr. Atkins também é o autor de diversos outros *best-sellers*, como *A revolucionária nova dieta do Dr. Atkins,* publicado em 1992, que vendeu mais de 15 milhões de cópias, entrou na lista de livros mais vendidos da história e passou mais de cinco anos na lista de mais vendidos do *New York Times*.

A seguir, uma linha de evolução de seu trabalho, no qual muito acreditava, ao longo dos anos:

- 1984 – expandiu seu estabelecimento privado e o renomeou para The Atkins Center for Complementary Medicine (O Centro Atkins para Medicina Complementar).
- 1985 – recebeu o prêmio de "Homem do Ano" pela National Health Federation (Federação Nacional de Saúde).
- 1987 – criou a Foundation for the Advancement of Innovative Medicine (Fundação para o Melhoramento da Medicina).
- 1989 – estabeleceu a Complementary Formulations (Formulação Complementar), um distribuidor de suplementos alimentares e vitaminas, que entregava produtos por correspondência, e que foi renomeado em 1998 para "Nutritional Atkins".
- 1990 – recebeu o World Organization of Alternative Medicine Recognition of Achievement Award (Prêmio da Organização Mundial de Reconhecimento de Medicina Alternativa).
- 1998 – Publicou *Dr. Atkins's Vita-Nutrient Solution: Nature's Answer to Drugs (A Solução do Vitanutriente: A Resposta da Natureza aos Remédios)*.
- 1999 – criou a Dr. Robert C. Atkins Foundation (Fundação do Dr. Robert C. Atkins).
- 1999 – foi nomeado uma das 25 pessoas mais fascinantes das revistas populares.
- 1999– apareceu na capa da revista *Time*, com uma matéria sobre nutrição baseada no controle de carboidratos.
- 2001 – recebeu o prêmio Doctor of Humane Letters (Médico de Cartas Humanas) da Universidade de Fairleigh Dickinson, pelas conquistas ao longo de sua vida e os esforços de integrar a medicina alternativa a terapias convencionais.
- 2002 – foi escolhido como "Uma das Pessoas que Fizeram a Diferença em 2002" pela revista *Time*.
- 2003 – Lançou Atkins for life (Atkins para a vida), um programa para ajudar as pessoas que não necessariamente querem perder peso, e, sim, viver de modo saudável.

## Gary Taubes

O movimento paleo/primal nos Estados Unidos chegou ao seu ápice nas décadas de 1960 e 1970 devido ao grande sucesso da dieta do Dr. Atkins, que havia se tornado uma celebridade naquele país. Diante da grande popularidade das campanhas criadas pela FDA, destinadas a convencer a população dos benefícios dos grãos, cereais e alimentos processados (principalmente cereais matinais), o movimento perdeu sua força. Durante essa época, o governo americano, fortalecido pelos *lobbies* das indústrias da agricultura, chegou a financiar pesquisas com o fim de provar que o açúcar de mesa é um alimento inofensivo e nutricionalmente essencial para o ser humano. Como justificativa, alegava ser o açúcar um alimento barato e essencial para exterminar a fome – o que acabou sendo bem aceito pela maior parte da população, por mais absurdo que isso pudesse parecer. Atualmente, inúmeras pesquisas já comprovaram os malefícios ao organismo causado pelo consumo do açúcar. São recentes os estudos que confirmam o que cientistas já suspeitavam: carboidratos com alta carga glicêmica – como os grãos e o açúcar – são responsáveis pelo desenvolvimento de diversas doenças, tais como síndrome metabólica, diabetes, doenças cardíacas e câncer.

Em 2002, o cientista Gary Taubes publicou um artigo na revista *Time* com um título chocante e controverso para a sociedade americana na época: *What if it is all a big fat lie?* (E se tudo não passa de uma grande mentira sobre a gordura?). Ele também publicou um livro com diversos estudos científicos comprovando os efeitos benéficos do consumo de gorduras e os malefícios causados pela dieta atual consumida pela maioria dos países ocidentais: ricas em carboidratos de alta carga glicêmica como o açúcar e os grãos (farinha de trigo, arroz, milho refinado), além de gorduras trans e poli-insaturadas ômega 6, ou seja, a gordura vegetal hidrogenada, proveniente dos grãos, como óleo de soja, óleo de milho e margarina, quimicamente modificada e provavelmente tão prejudicial à saúde quanto os carboidratos de alta carga glicêmica.

Gary Taubes tornou-se famoso e reconhecido por trazer de volta à consciência da sociedade os potenciais maléficos do consumo de carboidratos processados, por meio da divulgação de livros e campanhas contra o consumo de açúcar, farinha de trigo e outros carboidratos de alto índice glicêmico, o que consequentemente contribuiu para influenciar nutricionistas e pesquisadores das novas gerações X e Y a seguirem a mesma linha de pesquisa. A divulgação de seus estudos gerou grandes frutos para essas gerações, e foi responsável pela criação e divulgação do movimento paleo/primal na última década. As novas linhas de pesquisa usadas por cientistas e nutricionistas nos últimos anos vêm comprovando os benefícios de uma dieta rica em gorduras e sem carboidratos de alta carga glicêmica.

Gary Taubes é o autor de *Nobel Dreams* (*Sonhos Nobel*, 1987), *Bad Science: The Short Life And Weird Times Of Cold Fusion* (*Ciência ruim: a vida curta e tempos estranhos de fusão fria*, 1993) e *Good Calories, Bad Calories* (*Calorias boas, calorias más*, 2007), com o subtítulo de The Diet Delusion (A ilusão das dietas, 2008), no Reino Unido e na Austrália. Seu livro *Why We Get Fat: And What to Do About It* (*Por que engordamos: e o que fazer sobre isso*) foi lançado em dezembro de 2010.

Gary nasceu em Rochester, New York, e estudou Física Aplicada na Universidade de Harvard, além de Engenharia Aeroespacial na Faculdade de Stanford (1978). Após receber um diploma de mestre em jornalismo pela Universidade de Columbia, em 1981, Gary começou a trabalhar como jornalista para a revista *Discover*, em 1982. Desde então tem escrito inúmeros artigos para a revista *Discover*, *Science* e outras. Originalmente focado em questões físicas, seu interesse nos últimos dez anos tem mudado para medicina e nutrição.

### Dr. Loren Cordain

Como Gary Taubes, mais recentemente, o Dr. Loren Cordain divulgou estudos que comprovam a superioridade da dieta de nossos ancestrais em relação à dieta mediterrânea – considerada ideal por muitos nutricionistas e que se assemelha à dieta de nossos ancestrais em muitos aspectos. O Dr. Loren Cordain respondeu à *US News & World Report*\*, afirmando que "as conclusões noticiadas são errôneas e enganosas", e apontou cinco estudos, sendo que quatro deles, desde 2007, foram controlados comprovando a superioridade da dieta dos nossos ancestrais se comparada à dieta mediterrânea, tipicamente ocidental, e à dieta recomendada a diabéticos para perda de peso, em relação à diminuição dos riscos de doenças cardíacas e diabetes. Além desses estudos controlados, Dr. Cordain conduziu um estudo de larga escala com 253 populações primitivas, publicado no *American Journal of Clinical Nutrition*, o qual contribuiu para a construção de um Atlas Etnográfico sobre as sociedades caçadoras-coletoras e seu respectivo consumo de fontes de alimento animal *versus* fontes vegetais.

Dr. Cordain recebeu seu diploma de doutorado em saúde pela Universidade de Utah em 1981, e, desde então, tem sido professor no Departamento de Ciências da Saúde e do Exercício na Universidade do Estado de Colorado.

Dr. Loren Cordain apareceu inúmeras vezes na rede de televisão americana NBC, na capa do *The Journal Wall Street* e do *The New York Times*. Ele é reconhecido internacionalmente como um dos *experts* na dieta natural de nossos ancestrais da Idade da Pedra, e autor de mais de 100 artigos científicos. Sua pesquisa sobre os benefícios da dieta dos homens paleolíticos para nós, paleolíticos modernos, tem aparecido em destaque nos jornais científicos, incluindo o *American Journal of Clinical Nutrition*, o *British Journal of Nutrition*, o *European Journal of Clinical Nutrition*, entre outros. O livro mais popular do Dr. Cordain é o *The Paleo Diet* (A dieta paleolítica), muito aclamado pela comunidade científica. Seu livro *The Paleo Diet for Athletes* (A dieta paleolítica para atletas), publicado em outubro de 2005, discorre sobre como a dieta paleolítica pode ser modificada para ajudar atletas de alta

---

\* *US News & World Report* é uma revista americana de notícias, conhecida por seu sistema de *ranking*.

*performance*. Seu último livro, *The Dietary Cure for Acne* (*A cura da acne por meio da dieta*), está disponível em seu *site* (http://thepaleodiet.com) em forma de *e-book*.

## Mark Sisson

O termo *dieta primal* foi inventado originalmente pelo biólogo Mark Sisson, autor do livro *The Primal Blueprint* (*O guia primal*) e do *blog Mark's Daily Apple*, o *blog* paleo/primal mais visitado dos Estados Unidos. Apesar de a dieta paleolítica já ser bastante divulgada, Mark criou o termo "primal" para classificar não apenas um plano alimentar, mas um conjunto de práticas saudáveis baseadas no estilo de vida que nossos ancestrais do período paleolítico levavam, seguindo a premissa de que nossos genes foram moldados durante essa era dentro de determinadas condições ambientais, como alimentação, exposição ao sol, movimentação etc., e, assim, estaríamos mais adaptados a viver naquelas condições. Embora, desde então, o mundo tenha mudado, nossos genes alteraram-se muito pouco, o que nos leva a concluir que viveríamos melhor se conseguíssemos reproduzir condições similares às do passado. Com isso, Mark e outros autores paleo/primal conquistaram vários seguidores, que divulgam os benefícios da alimentação dos nossos ancestrais principalmente pelos Estados Unidos e por outros países de língua inglesa e espanhola.

Além de *The Primal Blueprint*, Mark também é autor do livro *21 Days – Total Body Transformation* (*21 dias – transformação total do corpo*). O que faz de Mark uma pessoa excepcional é sua história de determinação e superação.

A seguir, transcrevo um trecho de sua história contada por ele mesmo:

> Minha mãe sempre se interessou em alcançar plena saúde por meio de nutrição. Assim, com sua influência, desde pequeno, eu devorava livros sobre nutrição e saúde. Acredito que graças a essa preocupação, tornei-me um excelente atleta de

> *cross-country* e torneios de longa distância, tanto no colégio quanto na faculdade de Williams, onde recebi meu diploma de biologia. De fato, minha performance como atleta continuou tão boa depois da faculdade, que decidi me concentrar na carreira de corredor. Eu treinei arduamente para maratonas durante uns cinco anos, atingindo facilmente a marca de 160 km por semana de treino. O esforço fez com que eu chegasse entre os cinco primeiros na Maratona Nacional dos Estados Unidos, garantindo uma vaga nas seletivas americanas para as Olimpíadas de 1980. Infelizmente, nessa época, devido ao meu esforço sobre-humano em quantidades imensas de treino, acabei doente e lesionado. (Nota: muito exercício não é bom.) De fato, em meu último ano de competição como atleta de classe mundial e extremamente *fit*, eu passei por oito infecções respiratórias! Claramente estava destruindo meu sistema imunológico, meus tendões e ligamentos com tantos exercícios. Foi a partir desse momento que comecei a explorar a nutrição e a suplementação alimentar como forma de melhorar minha *performance* para que pudesse curar meu corpo lesionado e melhorar meu sistema imunológico.
>
> [tradução nossa]

Por consequência do trabalho das personalidades aqui citadas e de outros cientistas e seus precursores, a sociedade aos poucos vem se livrando do paradigma criado pela geração dos *baby boomers*, a qual, por falta de conhecimento apropriado sobre alimentação, ou melhor, por influência de políticas baseadas em uma ciência "ruim" e não comprovada, divulgada pelo governo norte-americano graças a *lobby* político, possibilitado e favorecido pelo *boom* da tecnologia da agricultura da época, levou a indústria alimentícia a patamares além do imaginável em termos de processamento e engenharia genética alimentar. Felizmente, hoje em dia, muitos cientistas e nutricionistas das novas gerações Y e X, assim como a população em geral, já estão cientes do potencial extremamente maléfico à saúde humana causado pelo consumo desses alimentos processados. Junto com eles, por meio deste livro, objetivamos informar o leitor sobre o que as pesquisas mais recentes das últimas décadas vêm nos mostrando, para que não sejamos vítimas de um extraordinário desenvolvimento tecnológico criado por nós mesmo, seres humanos, mas, sim, tirarmos o maior proveito de tudo isso e gozarmos seus benefícios de forma a aumentar nossa saúde e longevidade.

# Capítulo 3

# Estudos observacionais feitos em populações isoladas

## Quanta carne nossos ancestrais comiam?

O estudo feito pelo Dr. Loren Cordain, publicado no *American Journal of Clinical Nutrition*, reavaliou um Atlas Etnográfico sobre as sociedades caçadoras-coletoras e seu respectivo consumo de fontes de alimento animal *versus* fontes vegetais criado por Dr. Murdock's, da Universidade de Harvard. Em média, dentre as 229 sociedades tradicionais pesquisadas, a dieta consiste em 55% a 65% de fontes derivadas de animais *versus* 25% a 35% de fontes vegetais. Mais de 73% da dieta das sociedades tradicionais consiste em mais de 50% de fontes de alimentos animal, enquanto menos de 14% das sociedades tradicionais consomem menos de 50% de sua dieta de fontes animais.

Baseando-se na porcentagem de subsistência de alimentos de fonte animal *versus* fonte vegetal, foi possível estimar o conteúdo de ingestão de macronutrientes dessas dietas. Uma típica dieta tradicional consiste em um consumo de proteína em torno de 19% a 35% do total de energia consumida (calorias), sendo que o resto consiste principalmente em gordura (aproximadamente 50%) seguido de carboidratos (aproximadamente 25%). Nossa dieta ancestral, portanto, é classificada como além dos padrões da FDA (órgão que estabelece a quantidade diária recomendada de alimentos). Neste livro, como você já deve ter observado, questionamos a validade dessa recomendação e apoiamos o argumento de que uma dieta pobre em proteína e rica em carboidratos de alta carga glicêmica é nociva e tem sérias implicações para a saúde da maioria das pessoas.

Apesar da maior consciência da população quanto à importância da nutrição, o nível de doenças crônicas – como obesidade, diabetes, artrite e câncer – vem crescendo consideravelmente junto com essa tendência de maior consumo de carboidratos. A razão para o aumento dessa incidência – como as evidências indicam claramente –, está no fato de a dieta atual da maioria dos países ocidentais não corresponder à dieta dos nossos ancestrais dentro do contexto evolucionário que tem moldado nossos genes há mais de 2 milhões de anos.

Como resultado de inúmeras pesquisas antropológicas e epidemiológicas – como a conduzida pelo Dr. Loren Cordain e outras mencionadas mais adiante neste capítulo –, é possível concluir que, quando o consumo de proteína é restabelecido para o nível ao qual estamos geneticamente adaptados, a saúde em geral é recobrada, pois assim também recuperamos a proporção de gorduras ideal em nossa dieta. Não obstante, quando o nível de proteína está além da faixa de 38% do consumo de calorias diárias (o que é bem difícil para a maioria das pessoas, sendo que seria necessário consumir somente carnes magras o dia todo), ocorre o que é chamado *rabbit starvation*, quando morremos de fome devido à intoxicação por excesso de proteína em nossa dieta, como a própria expressão sugere (morte por se alimentar somente de coelhos – *rabbit* – que têm muita proteína e pouca gordura). Esse fato, junto com outras evidências, faz a maioria dos paleoantropólogos concluir que os seres humanos evoluíram sendo grandes caçadores, uma vez que precisavam caçar constantemente animais de grande porte para possibilitar o consumo de quantidades altas de gordura – geralmente encontrada nos órgãos, ossos e costelas desses animais. As quantidades de carboidratos eram limitadas e de difícil acesso em muitas áreas do globo, assim como ocorreu durante as eras

**Tabela 3.1** Proporções de alimentos de fontes animais e vegetais da amostra de populações estudadas

| População / Localização | % Alimentos de fonte animal | % Alimentos de fonte vegetal |
|---|---|---|
| Aborígenes / Arhem Land | 77 | 23 |
| Ache / Paraguai | 78 | 22 |
| Anbarra / Austrália | 75 | 25 |
| Efe / África | 44 | 56 |
| Esquimó / Groenlândia | 96 | 4 |
| Hazda / África | 48 | 52 |
| !Kung / África | 33 | 67 |
| Nunak / Colômbia | 41 | 59 |
| Nunamiut / Alasca | 99 | 1 |
| Ongee / Ilhas Andamen | 79 | 21 |

glaciais. Mais um motivo para o alto consumo de gordura eram os tipos de carboidratos disponíveis, como frutas e vegetais, incapazes de suprir as necessidades nutricionais para possibilitar o desenvolvimento do cérebro, como enfatizado por muitos paleoantropólogos. Para isso, a dieta era predominantemente carnívora e fez parte da vida de nossos ancestrais pela maior fração do período paleolítico, aproximadamente a partir de 1,2 milhão de anos atrás.

Por outro lado, quando os níveis de proteína de uma dieta encontram-se abaixo dos 10% ou 15%, corremos o risco de sofrer de diversas doenças relacionadas à falta de consumo de nutrientes essenciais para o funcionamento de nosso organismo, como os derivados de fontes de proteína – vitaminas A, E e B12, ferro, cálcio, selênio, ácidos graxos ômega 3 (DHA e EPA), aminoácidos entre outros –, além de corrermos um risco maior de desenvolvermos diabetes e a síndrome metabólica. Tudo porque aumenta, então, a probabilidade de estarmos consumindo mais carboidratos com alta carga glicêmica.

De acordo com a Tabela 3.1, notamos que a maior parte da população estudada consome mais de 60% de carne de animais. Mesmo quanto tem a oportunidade de consumir vegetais ou carnes, na maioria das vezes, a preferência é por carne. Uma tribo do Quênia, os massai, como veremos a seguir, sempre escolhem animais para consumir mesmo quando há grandes quantidades de vegetais disponíveis. Todas as evidências indicam que, na maioria das sociedades primitivas, a escolha era sempre maior por animais que por vegetais, apesar de optarem, sim, pelo consumo de alguns poucos vegetais quando havia disponibilidade. Os vegetais escolhidos, em geral, eram constituídos de nozes e tubérculos (os tubérculos selvagens são menores e consideravelmente mais fibrosos que os cultivados).

A seguir, descrevemos com mais detalhes as especificidades da dieta e da cultura de alguma dessas populações primitivas por meio de estudos conduzidos por pesquisadores e instituições renomeadas internacionalmente, como a **Weston Price Foundation,** ao longo do século passado e final do século XIX. Mais adiante, farei uma análise das variáveis que mais provavelmente influenciam o estado de saúde geral dessas tribos.

## Os esquimós

Os esquimós são grupos de uma tribo indígena que ocupam regiões árticas do Alasca, Canadá e Groenlândia. Os indivíduos dessa tribo são um exemplo de boa saúde e qualidade de vida dentre outras tribos tradicionais (caçadores coletores) que praticamente só consomem carne, sendo a maior parte proveniente de diversos mamíferos, como ursos, aves, leões-marinhos e focas. Eles são também um exemplo perfeito da adaptabilidade do ser humano a climas extremos, com temperaturas baixíssimas e falta de vegetação. Seu estilo de vida único nos oferece valiosas informações a respeito dos limites do nicho humano. Muitos pesquisadores, entre eles Weston Price, ficaram fascinados com a excelente saúde gozada pelos esquimós, pois exibiam uma arcada dental excelente, sem indícios de cáries, além de vigor físico e alegria. Segue um trecho de seu livro *Nutrição e degeneração física* em que relata sobre os esquimós:

> Em seu estado primitivo, eles eram um exemplo de excelência física e perfeição dental, de forma dificilmente vista em outras raças no passado. Estamos também profundamente interessados em saber a fórmula de sua nutrição, para que, assim, possamos aprender os segredos que irão não somente ajudar o infeliz homem moderno, conhecido como raça civilizada, mas também irão nos fornecer meios para ajudá-los a se preservar.

Os esquimós consumiam em média 75% de sua dieta proveniente de gordura, outros aproximados 25% de proteína e 0% de carboidratos. Tinham preferência pela parte mais gorda do animal; sendo assim, o perfil da gordura consumida por eles girava em torno de 30% a 35% de gordura saturada, 55% a 60% era monoinsaturada e 10%, poli-insaturada (a maioria vinda de ácidos graxos DHA e EPA ômega 3). Assim como em todas as culturas tradicionais (caçadores-coletores), a taxa de ômega 6 para ômega 3 era excelente, uma vez que consumiam muitos peixes de água fria, os quais possuem uma relação ômega 6: ômega 3 em torno de 1:18, além de consumirem animais selvagens de proporção ideal 2:1. As crianças, ainda hoje, são amamentadas até os 3 anos de idade e ingerem alimentos sólidos (carnes) desde o nascimento.

Diferentemente da maioria das sociedades tradicionais, entre os esquimós, ainda nos dias atuais, não há sinal algum de doenças crônicas e degenerativas, como, por exemplo, doenças cardíacas, câncer e Alzheimer, as quais representam pelo menos 90% das doenças acometidas pelas sociedades ocidentais. Eles eram fisicamente robustos e ativos, não havendo sinais de obesidade como em qualquer cultura tradicional. Ao invés disso, são magros e definidos, apesar do rosto redondo e a aparência corpulenta causada mais pelo uso de grossas roupas de lã. Longevidade extrema é bem conhecida entre eles, apesar de não contarem suas idades.

Um dos principais contra-argumentos a respeito de seu vigor físico, apesar do alto consumo de gorduras, é o de que eles precisam consumir muita energia (calorias), pois seus corpos gastam muito mais energia para se manter aquecidos do que os de povos que vivem em outros climas. Esse argumento, porém, é facilmente desmistificado pelas evidências de inúmeras outras tribos que consomem mais de 70% de calorias vindas de animais e gorduras.

Muitos americanos e europeus no começo do século XX ficaram intrigados com a possibilidade de o homem ocidental conseguir levar uma vida saudável apenas consumindo carnes sem vegetal algum. Assim, então, mandaram exploradores para viver 1 ano entre os esquimós. Para espanto dos médicos da época, os exploradores mantiveram-se saudáveis por todo o período determinado e não mostraram sinal de deficiência alimentar algum, muito pelo contrário. Segundo seus próprios relatos, eles nunca tinham se sentido tão bem e tão saudáveis; além disso, emagreceram ao ponto de ficarem esbeltos e fortes e mostraram vontade de continuar seguindo a dieta.

De acordo com um dos exploradores, falando sobre a vida cotidiana entre os esquimós:

> Suas esposas são confiáveis e queridas pelos maridos, os filhos não mostram sinal algum de desobediência e

desrespeito nem sinal algum de petulância, atrevimento ou arrogância por parte de qualquer um deles, além de a punição corporal ser raramente permitida.

Infelizmente, hoje em dia, muitas tribos de esquimós já foram afetadas por hábitos ocidentais de vida, e, por isso, já estão sofrendo as consequências físicas, como cáries, diabetes e câncer, conforme relatam vários historiadores. Isso tem sido relacionado ao consumo de óleos vegetais (fritura), farinha de trigo e açúcar.

Conclui-se que as evidências encontradas sobre os hábitos dos esquimós e de outras tribos têm muito o que nos ensinar. Assim, percebemos que seres humanos – e mesmo algumas outras espécies – são, sim, capazes de sobreviver a climas extremos, de forma saudável, sem incidência de doenças, consumindo apenas carnes que tenham, pelo menos, algo em torno de 65% a 70% de gordura.

A verdade sobre os esquimós e outras tribos é chocante para a maioria das pessoas, que seguem a dieta recomendada pela FDA sem saber dos potenciais malefícios à saúde associados ao consumo dos alimentos promovidos pela instituição.

## Por que não havia casos de câncer entre os esquimós?

As sociedades caçadoras-coletoras do mundo têm uma taxa extremamente baixa de câncer. Esse fato, embora bem conhecido no século XIX e começo do século XX entre a comunidade médica e científica, foi praticamente esquecido ou ignorado nos tempos atuais, e tornou-se obscuro.

Médicos do Ártico notaram que os esquimós eram notavelmente saudáveis, e, embora sofressem de algumas doenças transmitidas pelo homem branco, não desenvolveram nenhum tipo de doença crônica considerada costumeira hoje em dia – como obesidade, doenças cardiovasculares, câncer, diabetes, prisão de ventre, apendicite, entre outras. Muitos médicos europeus e norte-americanos decidiram fazer pesquisas e ir para o Ártico assim que descobriram que os esquimós não desenvolviam câncer. Essas pesquisas começaram em 1850 e duraram até 1920, quando esquimós tradicionais, que não foram influenciados pela alimentação ocidental, tornaram-se difíceis de ser encontrados.

Um dos médicos era o capitão George B. Leavit, que pesquisou, ou melhor, *procurou* casos de câncer entre os esquimós de 1885 a 1907. Junto com sua equipe de médicos, ele disse ter examido dezenas de milhares de esquimós sem nunca ter encontrado qualquer incidência de câncer. Ironicamente, ao mesmo tempo, Leavit estava diagnosticando casos de câncer entre sua tripulação e outras populações que se alimentavam de acordo com a dieta ocidental, consistida principalmente de farinha de trigo e alimentos enlatados. É importante frisar que os esquimós tinham muita confiança nos ocidentais, dando permissão para que os médicos os examinassem regularmente, além do fato de, em algumas ocasiões, andarem com partes de seus corpos à mostra, sem vestimentas, possibilitando um contato visual constante pelos médicos, o que facilitava detectar visualmente alguns sinais de câncer.

Stephan Guyenet, pesquisador sobre as causas da obesidade e do metabolismo da gordura no cérebro, relata em um de seus artigos a incidência de câncer entre os esquimós, de acordo com um estudo publicado em 1934 pelo Dr. F. S. Fellows, diretor médico do Serviço Médico do Alasca, sobre saúde pública do Tesouro Americano, chamado *Mortalidade entre raças nativas do território do Alasca com referência especial à tuberculose*. Este estudo continha uma tabela com a taxa de mortalidade por câncer em diversas regiões do Alasca, sendo todas elas influenciadas pela alimentação ocidental em certo grau. Era possível notar, no entanto, que algumas regiões sofriam mais influência que outras.

Segue, então, a Tabela 3.2 com a porcentagem de mortes por câncer em ordem decrescente de influência ocidental.

É interessante notar a coerência entre o índice de câncer e o grau de influência ocidental na alimentação das respectivas regiões. Os alimentos mais consumidos pelos ocidentais na região eram farinha de trigo, açúcar e alimentos enlatados.

**Tabela 3.2** Porcentagem de mortes por câncer em ordem decrescente de influência ocidental

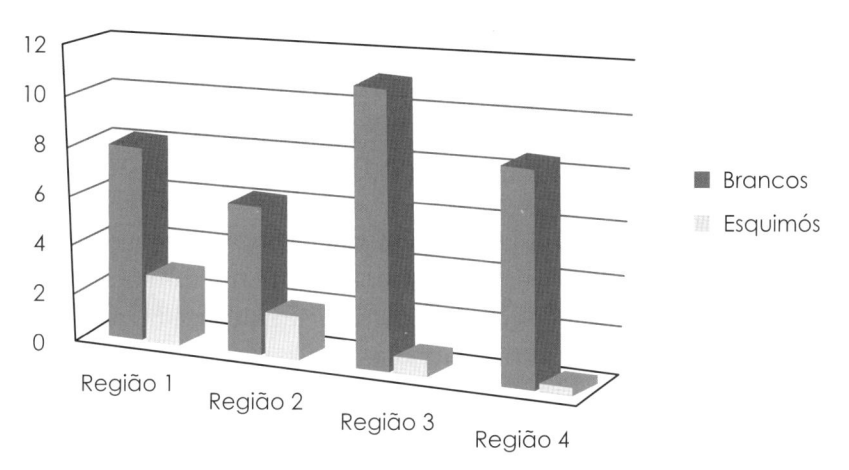

Taxa de Câncer entre Esquimós e Brancos (% de mortes)

*Fonte*: Whole Health Source (www.wholehealthsource.org).

## Tribo massai

Os massai, povo de uma tribo no Quênia, e os esquimós consomem uma dieta rica em carnes de animais, como búfalos, ursos, focas, pequenos animais etc.

Suas dietas são extremamente ricas em gorduras saturadas e, ainda assim, esses povos têm uma das menores taxas de doenças cardíacas e diabetes no mundo (o que causa tamanho espanto principalmente para quem não está familiarizado com pesquisas feitas em sociedades primitivas). Quando algumas tribos massai se misturaram com a civilização ocidental em algumas partes do território do Quênia, e passaram a consumir farinha de trigo, óleos vegetais e outros grãos, houve um grande aumento na incidência de diabetes e doenças cardíacas.

E, de fato, Cohen, antropólogo e professor da Universidade Estadual de Nova York, e outros pesquisadores têm apresentado evidências de que a saúde humana deteriorou-se drasticamente após o desenvolvimento da agricultura. A maioria dos nutricionistas e médicos brasileiros, algo em torno de 99,9% (se não todos), não está familiarizada com o mais abrangente dos estudos da história conduzidos com populações isoladas –, os estudos de Weston A. Price –, o que causaria um impacto tremendo na crença que esses profissionais possuem a respeito de nutrição e saúde. Uma breve leitura do livro de Weston, *Nutrição e degeneração física*, deveria ser suficiente para provar a superioridade da alimentação primitiva e mudar seus conceitos a respeito de quais fatores nutricionais contribuem para a saúde.

Baseando-se no consenso entre a maioria dos especialistas em tribos primitivas, a principal causa das mortes nessas sociedades são os acidentes causados devido a riscos inerentes à vida selvagem, como a caça aos predadores e, muitas vezes, a fuga deles, além da alta taxa de mortalidade infantil. Assim, as autópsias feitas por médicos comprovaram de fato que a maior causa de mortes entre os massai são as acidentais. Os massai são conhecidos pelos seus atributos de guerreiros, invadindo tribos vizinhas e roubando seus rebanhos, o que levou os pesquisadores a crer que esse fator influencia substancialmente sua expectativa de vida, independente de quão fortes e saudáveis eles sejam.

O mais surpreendente para nós (talvez não para os pesquisadores) é o fato de eles possuírem uma condição física e de saúde extremamente melhor que a do homem moderno e seu sistema cardiovascular ser muito mais saudável que o dos ocidentais quando em comparação entre adultos massai e ocidentais de mesma idade. Isso significa que, se eles fossem viver em um ambiente mais seguro ou civilizado como o do homem ocidental, sem deixar de consumir sua dieta tradicional, seguramente viveriam mais que a grande maioria dos ocidentais.

Os massai começaram a tomar conta de rebanhos há aproximadamente 10 mil anos, e seus rebanhos são compostos por uma variedade de zebu de aparência primitiva que fornece leite tipo A 2, um dos leites mais antigos. O conteúdo de gordura desse leite é duas vezes maior que o do atual leite ocidental.

A dieta dos massai é constituída principalmente por carnes e laticínios crus e cultivados (queijos e iogurte), assim como pelo sangue retirado diretamente das veias dos rebanhos. George Mann, médico e bioquímico que estudou extensivamente os massai, analisando mais de 1,5 mil indivíduos, relatou que o sangue é consumido principalmente na estação seca do ano, quando o gado não produz leite suficiente para todos da tribo.

A maior parte do leite consumido pelos massai é cultivada, ou seja, guardada em forma de manteiga, iogurtes e queijos crus. O leite e os laticínios consumidos pelos massai não se assemelham em nada aos consumidos atualmente nas sociedades ocidentais. O creme que vem do leite é azedado pelo sol, separado por dias ou até meses para que as bactérias ali proliferem – o que torna o alimento mais benéfico para o trato intestinal – e só então é retirado para fazer a manteiga. Esse hábito cultural foi praticado em larga escala ao longo de milhares de anos na Europa, assim como em países colonizados pelos europeus, como o Brasil, até o começo do século XX. Nessa época, por razões comerciais, o leite passou a ser pasteurizado e a conter conservantes, para que, assim, pudesse ser transportado para regiões mais distantes, conservando seu gosto por longos períodos sem estragar.

A técnica, que mantém o leite cru, praticada no Ocidente até aproximadamente um século atrás é extremamente necessária para que o leite se torne tolerável e saudável para consumo humano. Isso é o que permite que a lactose seja pré-digerida pelas bactérias do leite azedo, tornando o alimento consumível para as pessoas que tem intolerância à lactose (a maioria dos seres humanos, senão todos, tem intolerância à lactose em certo grau). Alguns pesquisadores suspeitam de que até os massai, que já consomem lactose há muitos milênios, têm uma leve intolerância à lactose, o que torna necessário o cultivo do leite para melhor digestibilidade para qualquer ser humano. O leite cultivado ainda é consumido por muitas sociedades primitivas da África e por outras sociedades ocidentais.

## Os kitava

Os kitava são uma população "não civilizada" que vive em Papua-Nova Guiné, nas ilhas polinésias do oceano Pacífico. Os kitava alimentam-se exclusivamente de peixes, ovos, coco, vegetais e tubérculos como abóbora, inhame, batata-doce e tapioca, além de frutas como banana, mamão, melancia e manga. A ingestão de vitaminas e minerais é alta, e a gordura consumida vem na maior parte do coco, que se constitui de ácidos graxos láuricos e não do ácido palmítico, principal ácido graxo das carnes gordurosas atuais e não orgânicas. O ácido láurico assemelha-se à gordura do leite materno humano.

Os kitava apresentam uma notável ausência de doenças cardiovasculares, provavelmente devido a sua alimentação primitiva em consonância com a evolução genética de sua espécie. Ou seja, grãos, óleos vegetais hidrogenados e farinhas processadas não fazem parte de sua alimentação, ao contrário do que ocorre com a alimentação dos ocidentais atuais. Assim, por causa principalmente de sua alimentação e de seu estilo de vida fisicamente ativo, eles não apresentam a insulinemia crônica dos povos ocidentais modernos. A insulinemica crônica é uma condição de risco dada a indivíduos caracterizada por altos níveis de um hormônio, a insulina, no sangue. Essa condição está associada a uma dieta rica em carboidratos processados de alta carga glicêmica. Com a alimentação natural dos kitava, que é coerente com a nossa evolução biológica, destacamos a total ausência de obesidade, baixa pressão sanguínea diastólica, baixos níveis de glicose sanguíneos devido ao consumo de carboidratos saudáveis de baixa carga glicêmica, baixos níveis de coagulação sanguínea e nenhum sinal de diabetes e de doenças cardiovasculares.

Em 1989, o médico e cientista suíço Dr. Staffan Lindeberg, atual professor da Universidade de Lund, na Suíça, conduziu pesquisas médicas por meio de exames cardiovasculares feitos com eletrocardiogramas que demonstraram a notável saúde cardiovascular dos kitava. O Dr. Staffan Lindeberg e sua equipe descobriram que não existem casos reportados de doença do coração ou de acidente vascular cerebral (AVC) em investigações clínicas entre culturas tradicionais dessa região. Já nas culturas ocidentais, ao contrário, os casos de doenças cardiovasculares ocorrem há séculos, e vem crescendo exponencialmente nos últimos 50 anos com o aumento do consumo de grãos processados, açúcar e óleos vegetais hidrogenados. Vários relatos dos habitantes dessa população, além de relatos históricos registrados por ocidentais, como fazendeiros locais que ocupam a área dos kitava desde o começo do século, além de militares australianos que ocuparam a área durante a Segunda Guerra Mundial, comprovam a boa saúde e o vigor físico dos idosos dessa população. Nesses relatos há, inclusive, uma entrevista com um homem de 100 anos e uma mulher de 96 que fornecem informações a respeito da longevidade de sua cultura. São indivíduos que vivem em meio à natureza e nela integrados, a maioria magra, ativa e com grande vigor físico.

Assim com os esquimós, algumas tribos geneticamente parecidas com a tribo dos kitava do oceano Pacífico desenvolveram diversas doenças, como diabetes, doenças cardíacas e câncer, em razão da introdução, pelo homem ocidental, de alimentos como farinha, grãos – trigo e arroz –, açúcar e óleos vegetais processados.

Toda essa saúde impressionante de povos como os kitava e os esquimós, de acordo com muitos pesquisadores paleoantropólogos, comprova que, a partir de 50 a 100 mil anos atrás, aproximadamente, populações diversas do *Homo sapiens* atual migraram da África para outras regiões do globo. Durante esse período, então, eles se adaptaram geneticamente a um novo nicho ecológico, que oferecia diferentes possibilidades de alimentos. Tribos polinésias e populações indígenas tropicais, como os índios brasileiros, adaptaram-se a uma dieta mais diversificada, rica em peixes, ovos, tubérculos e frutas, enquanto os esquimós adaptaram-se a uma dieta menos diversificada e mais centrada no consumo de carnes gordurosas de grandes mamíferos. Em outras palavras, o nicho natural para os seres humanos pode favorecer tanto o carnivorismo dos esquimós e das populações nórdicas quanto o onivorismo* dos kitavas e das populações mais geneticamente adaptadas a um nicho tropical. No entanto, o consumo de grãos e alimentos processados não é natural a nenhuma população humana atual. Apesar de o ser humano ocidental consumir grãos que precisam ser processados para ser consumidos entre, aproximadamente, 5 e 8 mil anos atrás, de acordo com evidências arqueológicas, a maioria dos geneticistas argumenta que esse tempo não foi suficiente para o ser humano ocidental desenvolver mutações genéticas adaptativas em resposta a essas pressões seletivas ao longo dos anos, por consumir grãos processados. Para a maioria desses especialistas, a estimativa para que haja uma adaptação significativa ao consumo de alimentos leva pelo menos algumas *dezenas de milhares* de anos.

A alimentação ideal para os seres humanos, como avaliamos, envolve muitas possibilidades, porém, como demonstrado no Atlas Etnográfico revisado pelo Dr. Loren Cordain, existe um padrão de consumo de alimentos animais que, na minoria dos casos, é superior a 75% das calorias dos alimentos consumidos, ou inferior a 45%. Isso significa que existe um padrão de consumo de alimentos animais ricos em gordura e proteína e uma menor predominância de carboidratos em sociedades isoladas. Apesar de existirem culturas que consomem quantidades de carboidratos de fontes vegetais superiores a gorduras e proteínas de fontes animais, essas sociedades primitivas são mais raras, e os carboidratos consumidos por elas são de baixa carga glicêmica e, em geral, também de baixo índice glicêmico, provenientes, geralmente, de vegetais e tubérculos fibrosos e algumas frutas selvagens. Todos esses alimentos nunca foram comprovados por estudo algum como sendo prejudiciais à saúde, muito pelo contrário. Diferentemente dos alimentos processados e provenientes da agricultura, que são fontes de carboidratos extremamente concentradas e com poucas fibras, a maior carga glicêmica desses alimentos está relacionada ao

---

* *Onivorismo*: característica daqueles que se alimentam tanto de matéria vegetal como animal.

desenvolvimento de diversas doenças manifestadas somente pelo homem moderno.

Há muito tempo, cientistas e pesquisadores concluíram que os responsáveis pelas doenças crônicas que atualmente acometem o ser humano civilizado estão mais relacionados ao perfil dos carboidratos consumidos e à carga glicêmica desses alimentos do que aos carboidratos em si. Muitos pesquisadores – tanto o Dr. Staffan Lindeberg quanto o autor deste livro – acreditam que uma dieta baseada em carboidratos naturais de baixo índice glicêmico é saudável para a maioria das pessoas. No entanto, é unanimemente comprovado e aceito pela comunidade científica ser essencial consumirmos proteína animal e gorduras, uma vez que diversos estudos comprovam a forte relação entre o consumo de proteínas e gorduras e a regulação de diversos hormônios e reações químicas de nosso organismo, os quais controlam a saciedade e a saúde das células extremamente dependentes de ácidos graxos essenciais para seu bom funcionamento. Não obstante, o bom funcionamento do sistema nervoso, a saúde dos ossos e o desenvolvimento muscular são extremamente dependentes de proteínas e gorduras, sendo as proteínas e as gorduras provenientes de fontes animais selvagens ou orgânicas (leia mais no Capítulo 11) as mais eficientes para esse fim, além de conter micronutrientes como vitaminas e minerais essenciais para a saúde humana.

Considerando a extrema importância do consumo de alimentos provenientes de animais, além do fato de o ser humano dar prioridade a alimentos provenientes de animais, acredito que é consensual para muitos, se não para a maioria dos pesquisadores, que pelo menos 50% da alimentação das pessoas deveria consistir de proteínas e gorduras "saudáveis", principalmente provenientes de animais selvagens ou orgânicos. O restante seria constituído de carboidratos não processados e de baixa carga glicêmica, como vegetais, frutas e tubérculos (inhame, mandioca etc.), o que garantiria a um grande número de pessoas melhor saúde, longevidade e qualidade de vida.

Capítulo 4

# Perguntas e respostas sobre a dieta dos nossos ancestrais

Apesar de já ter contextualizado o estilo de vida de nossos ancestrais até aqui, sinto que é conveniente para o leitor uma explicação mais generalizada sobre o que significa adotar o estilo de vida de nossos ancestrais. Assim, preparei algumas perguntas e respostas sobre o assunto.

### Quem criou essa dieta?

É impossível apontar apenas uma pessoa. Vários foram os cientistas, antropólogos e médicos ao redor do mundo que simplesmente revelaram o que já existia – a dieta dos nossos ancestrais caçadores-coletores. Embora nossos ancestrais não seguissem uma dieta universal, ficou comprovado que algumas características eram comuns a todos: eles não consumiam derivados do leite, raramente ou nunca consumiam grãos, não consumiam açúcar refinado – com exceção de mel, encontrado apenas sazonalmente – e, claro, não consumiam nada processado (alimentos que compõem 70% da nossa dieta atual).

Se tentarmos consumir mais os grupos alimentares (carne orgânica, frutos do mar, vegetais frescos, frutas e nozes) de nossos ancestrais, poderemos melhorar muito nossa saúde.

### Quem deve seguir esta dieta e por quê?

A dieta de nossos ancestrais não é para ser seguida apenas por pessoas que querem perder peso, mas por todos aqueles que, com uma mudança para o resto da vida na maneira de se alimentar, querem melhorar todos os aspectos de saúde e bem-estar. Por essa razão, pode e deve ser seguida por qualquer pessoa. Pessoas acima do peso podem e vão perder peso com essa dieta, porém, mais importante do que isso, elas vão reduzir o risco de desenvolver doenças crônicas como hipertensão, colesterol alto, doenças cardíacas, câncer, osteoporose, doenças autoimunes – males que fazem parte da nossa vida à medida que vamos envelhecendo.

## Quais são os benefícios da dieta dos nossos ancestrais?

Sendo bem direto: perda de peso (gordura), definição muscular (aumento da massa magra), melhorias no sono e no humor, aumento da claridade mental, maior ganho de energia durante o dia. E o melhor, não é preciso força de vontade para seguir essa dieta, pois não há restrição de calorias. O número na balança não significa nada. Parece milagre, mas não é! É apenas o resultado de uma alimentação adequada, pois ingerimos o combustível que nossos genes foram programados para receber.

## Quais alimentos fazem parte da dieta dos nossos ancestrais?

Embora todos os aspectos desta "filosofia" sejam importantes, a dieta é o ponto fundamental na transição para adotarmos o estilo de vida de nossos ancestrais, já que 80% da sua composição corporal é determinada pelo que comemos. Outros fatores – como exercício físico, exposição ao sol – fazem com que nossa saúde melhore de maneira geral, mas é por meio da alimentação que ocorrem as principais mudanças! Muitos "mitos" e "verdades absolutas" são desconstruídos nessa dieta. Mais à frente, apresentaremos um resumo em que consiste a dieta dos nossos ancestrais. Repetiremos, aqui, para melhor comparação, a pirâmide alimentar criada recentemente pela FDA, a agência americana da qual já falamos em capítulos anteriores, que, devido ao *lobby* político feito pela indústria da agricultura, tem como um dos objetivos subsidiar e promover o consumo de alimentos provenientes da agricultura nocivos a nossa saúde (Figura 4.1). Em seguida, a Figura 4.2 apresenta a pirâmide da dieta dos nossos ancestrais.

**Figura 4.1** Pirâmide alimentar da FDA

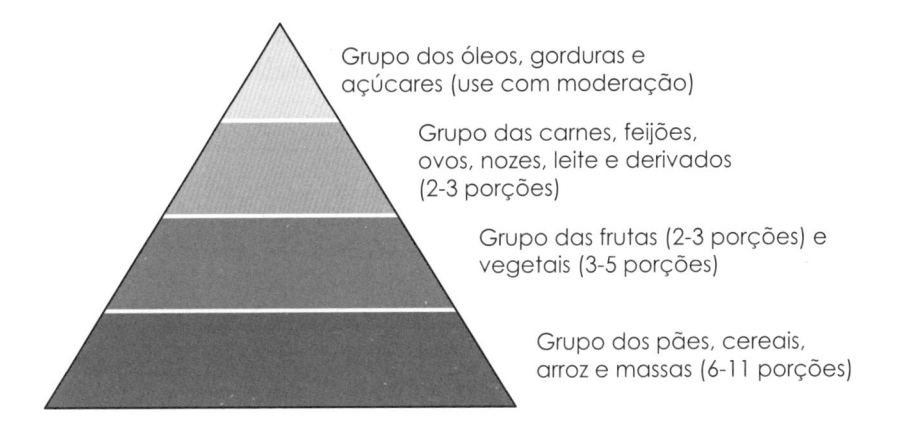

Grupo dos óleos, gorduras e açúcares (use com moderação)

Grupo das carnes, feijões, ovos, nozes, leite e derivados (2-3 porções)

Grupo das frutas (2-3 porções) e vegetais (3-5 porções)

Grupo dos pães, cereais, arroz e massas (6-11 porções)

**Figura 4.2** Pirâmide alimentar da dieta dos nossos ancestrais

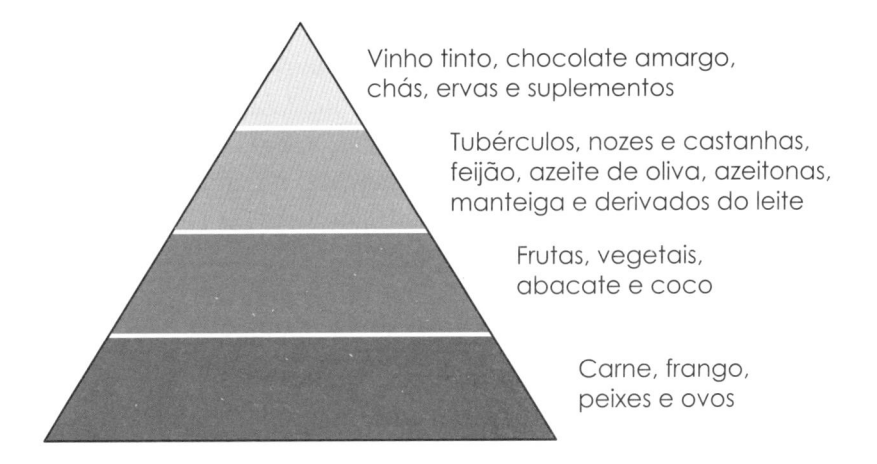

Vinho tinto, chocolate amargo, chás, ervas e suplementos

Tubérculos, nozes e castanhas, feijão, azeite de oliva, azeitonas, manteiga e derivados do leite

Frutas, vegetais, abacate e coco

Carne, frango, peixes e ovos

A diferença entre as duas é clara. A dieta dos nossos ancestrais é fundamentada para nosso organismo, pois contém o que estamos habilitados a digerir há milhares de anos. Nossos ancestrais evoluíram em determinadas condições que possibilitaram a formação de nosso genoma, e, embora muitos anos tenham se passado, o genoma humano não sofreu muitas modificações. Nossos antepassados não tinham câncer, diabetes, obesidade nem doenças degenerativas, e ainda possuíam excelente forma física.

### Resumo dos alimentos dos nossos ancestrais

**Carnes**: totalmente liberadas, são parte crucial da dieta dos nossos ancestrais. Vale ressaltar que carnes orgânicas com alto teor de gordura são ainda mais recomendadas – por exemplo: picanha, salmão, coxa de frango, entre outras. Dê preferência às carnes orgânicas; elas são mais saudáveis, pois provêm de animais alimentados adequadamente, ou seja, com capim, seu alimento natural, o qual possibilitou seu desenvolvimento como espécie ao longo do tempo, diferente de gados alimentados por grãos processados, o que deixa a carne mais gorda, porém menos nutritivas, sem contar os malefícios à saúde (leia mais sobre carnes orgânicas no Capítulo 11). Carnes orgânicas são livres de hormônios e antibióticos nocivos e apresentam maior quantidade de vitaminas B, E, K, além de possuírem ômega 3, inexistente na carne proveniente de gado alimentado por grãos.

E não tenha medo de consumir gordura! Ela é boa e vai ajudá-lo a perder gordura corporal!

**Frutas**: nossos ancestrais eram tipicamente caçadores--coletores, por isso consumiam todos os tipos de fruta que se apresentassem saborosas em seu estado cru e natural. As mais nutritivas são as chamadas *berries*, como morango, amora, mirtilo etc., pois contêm pouco açúcar e são ricas em vitaminas, antioxidantes e outros nutrientes. Nozes, como castanha-do-pará, macadâmia, avelã e amêndoa também são boas opções, desde que consumidas com moderação, devido ao alto teor de ômega 6.

**Óleos e ácidos graxos essenciais:** azeite de oliva extravirgem, óleo de peixe e óleo de coco são fontes seguras de micronutrientes essenciais na nossa dieta, pois possuem uma proporção adequada entre ômega 6 e ômega 3, e também promovem um melhor funcionamento celular – os lipídios em bom número melhoram a sensibilidade à insulina. Estão proibidos os óleos vegetais, como óleo de soja, óleo de milho, margarina, entre outros, porque o processo pelo qual são extraídos é nocivo à saúde, com muitos componentes químicos e derivados de petróleo, além de serem submetidos a altíssimas temperaturas, o que elimina boa parte do ômega 3 benéfico que alguns desses óleos possuiriam.

**Leite e derivados**: essa é uma zona polêmica dentro da comunidade paleo/primal nos Estados Unidos, pois há autores que são totalmente contra o consumo de leite e derivados, enquanto outros aconselham o consumo moderado de queijos e iogurte, principalmente. A melhor maneira de saber se os derivados de leite funcionam para você é simplesmente experimentar: pare o consumo por completo por cerca de um mês e depois reintroduza, observando como se sente. Se houver algum desconforto, é melhor evitar. Vale ressaltar que cerca de 90% da população é intolerante à lactose, em maior ou menor grau. Se você decidir consumir laticínios, é importante lembrar-se de que os derivados do leite orgânico cru, como iogurtes e queijos orgânicos, são a melhor forma, pois o leite processado (pasteurizado) está relacionado a diversas doenças, até mesmo à osteoporose.

**Carboidratos:** o consumo de carboidratos é permitido em abundância na dieta dos nossos ancestrais, porém somente carboidratos naturais de baixa carga glicêmica, como frutas e legumes, batata-doce, mandioca, mandioquinha, inhame e abóbora. Grãos processados tanto integrais quanto refinados são absolutamente os vilões da alimentação moderna! Arroz, trigo e seus derivados, como pão, cereais e bolos, mesmo em sua forma integral, são prejudiciais à saúde, pois são processados (concentrados), possuem antinutrientes prejudiciais à saúde e garantem o aumento de peso por meio de reações químicas que regulam a produção de certos hormônios. Basicamente, nossos ancestrais não consumiam grãos, pois as plantações não existiam para garantir quantidades abundantes desses alimentos. Além disso, eram raros e não há indício arqueológico algum de seu consumo – ainda hoje os grãos não são consumidos pelas mais de 250 populações "não civilizadas". Os grãos possuem alta carga glicêmica, desregulam reações químicas organizadas em vias metabólicas que são responsáveis pela regulação do apetite e geram o acúmulo de gordura corporal. Diversos estudos comprovam que uma dieta rica em carboidratos de alta carga glicêmica resulta em ganho de peso, acúmulo de gordura corporal, piora em diversos marcadores sanguíneos – todos relacionados a uma menor longevidade e ao desenvolvimento de uma série de doenças.

**Açúcar:** o principal vilão da atualidade! O açúcar prejudica o sistema imunológico, pois causa ineficiência no funcionamento dos glóbulos brancos; diminui a produção de leptina, um hormônio crítico para a regulação do apetite; promove o estresse oxidativo do corpo; além de ser um "combustível" para o aumento das células cancerígenas e causar o acúmulo de gordura corporal e aumento de peso. Razões suficientes para riscá-lo de sua dieta, não?

Em outras palavras:

*À vontade:*
Ovos, carnes orgânicas, vegetais, frutas, nozes, sementes, chás, coco, caldos feitos a partir de osso, abacate, *berries*.

*Com moderação:*
Chocolate amargo, vinho tinto, queijos, tubérculos (mandioquinha, inhame, tapioca, batata-doce, batata*) e derivados do leite**.

*Para ocasiões especiais:*
Grãos como trigo, arroz e milho (integrais ou refinados), óleos vegetais hidrogenados, sucos e alimentos processados.

---

\* A batata comum possui um alto índice glicêmico, ou seja, quando consumida em excesso faz com que os carboidratos sejam rapidamente convertidos em açúcar (glicose) que é liberado no sangue mais rapidamente. Com isso, as enzimas regulam as vias metabólicas de forma a desregular os níveis de hormônios, como a leptina. A leptina é um hormônio que regula o consumo e o gasto de calorias, o apetite e o metabolismo. Em pessoas geneticamente suscetíveis, caso esse carboidrato seja consumido em grandes quantidades, pode desregular os níveis de açúcar no sangue parando a produção desse hormônio, o que gera acúmulo de gordura corporal e menos saciedade. Níveis altos de glicose sanguínea (hiperglicemia) e baixos demais (hipoglicemia) tornam instáveis os níveis de energia e humor. Em picos baixos de glicose sanguínea, há uma diminuição da produção de leptina, que inibe o apetite, ou seja, aumenta a fome deixando-nos propensos a um consumo maior de calorias de alimentos nocivos à saúde.

O que determina se você deve comer batata ou não é basicamente a resposta do seu metabolismo a esse alimento. No entanto, se você está tentando perder peso muito rapidamente, evite as batatas por um tempo e depois a reintroduza com moderação.

\*\* Derivados do leite não foram exatamente consumidos em abundância por nossos ancestrais, pois eles não o consumiam depois da infância. Mesmo assim, alguns derivados, como o iogurte, fornecem probióticos que ajudam a digestão. Além disso, manteiga e creme de leite (crus) oferecem grandes quantidades de gordura saudável. Em resumo, se você tolera bem leite e seus derivados, eles podem ser consumidos com moderação.

## Eu preciso tomar algum suplemento com esta dieta?

Não. No entanto, se você não consome peixe regularmente (principalmente peixes de água fria, como salmão, atum e sardinha), é interessante tomar um suplemento de óleo de peixe, para melhorar seus níveis de ômega 3. Nesse mesmo sentido, caso não tome sol com frequência (cerca de 15 minutos por dia já é suficiente), um suplemento de vitamina D também é aconselhável. No Capítulo 10, explicarei com mais detalhes sobre esses e outros suplementos e a relação entre seu consumo e a redução do índice de certas doenças.

## Por que essa dieta funciona?

Porque ela é geneticamente compatível com você. Os humanos modernos carregam uma cópia dos mesmos genes dos nossos ancestrais de Cro-Magnon, que viveram há mais de 28 mil anos. Pelo menos 70% dos europeus de hoje têm genes relacionados aos do pequeno grupo de homens de Cro-Magnon, que conseguiram sobreviver à última era glacial. As origens das sete tribos de seres humanos da Europa podem ser traçadas a partir de sete homens que viveram entre 100 mil a.C. e 40 mil a.C. Por que, então, esse mesmo material genético, que antes expressava saúde, magreza e músculos nos nossos ancestrais, hoje expressa obesidade e doenças crônicas? A resposta certamente está no ambiente em que os genes se expressam, ou seja, na nossa abundante sociedade moderna. O seu DNA é como uma receita: mude os ingredientes e você mudará o resultado. Nossos genes estão sujeitos aos sinais que enviamos a eles. Com os sinais errados, uma pessoa saudável fica doente, assim como uma pessoa com peso normal fica obesa. Você só precisa identificar quais sinais fazem os genes certos se expressarem de maneira saudável e suprimir aqueles que podem estar destinados a acumular gordura, comprometer o sistema imunológico ou aumentar o processo inflamatório. E tudo isso é facilmente alcançável seguindo a dieta de nossos ancestrais.

## Capítulo 5
# Por que temos que reduzir o consumo de grãos e farinhas processadas?

Se considerarmos os princípios sob os quais a evolução ocorre, podemos nos aprofundar no entendimento do que sejam seres humanos saudáveis. Devemos perguntar a nós mesmos por que os seres humanos e outras espécies têm certos requerimentos nutricionais e quais alimentos as espécies têm consumido ao longo de sua evolução para suprir essas necessidades nutricionais. Os alimentos que consumimos ao longo de nossa evolução genética há milhares de anos são substancialmente diferentes dos alimentos que passamos a consumir após o desenvolvimento da agricultura e principalmente após a criação da indústria de alimentos processados. Nossa herança genética continua sendo praticamente a mesma que a de nossos ancestrais paleolíticos modernos, porém nossa alimentação atual pouco se assemelha à nossa "dieta evolutiva", responsável por moldar nossos genes.

Como seres humanos, somos adaptados a consumir grandes quantidades de carnes ricas em proteína e gordura, assim como vegetais, tubérculos (mandioca, inhames) e frutas fibrosas, porém não somos geneticamente adaptados a consumir grãos e açúcar. Ironicamente, nossa dieta de hoje em dia – consumida pela maioria dos países ocidentais civilizados – consiste em grandes quantidades desses alimentos, muitas vezes em maior quantidade do que aqueles saudáveis que somos geneticamente adaptados a consumir.

E essa não é apenas uma hipótese ou uma teoria controversa. Há muito tempo antropólogos sabem que, para que pudéssemos evoluir como espécie, tivemos que nos alimentar de acordo com nossa capacidade de digerir certos alimentos e seus nutrientes, os quais nos possibilitaram sobreviver e prosperar como espécie. Esses alimentos são aqueles que, ao longo de milhares de anos, nos transformaram no que somos hoje: seres humanos. A manifestação de doenças nos últimos milênios tem sido relacionada por muitos historiadores a essas mudanças radicais geradas pelo perfil da alimentação do ser humano após a criação da agricultura.

Temos que examinar minuciosamente como surgiu a discordância no consumo de alimentos que nossos ancestrais consistentemente ingeriram ao longo de milhares de anos – consumo que sofreu apenas mudanças graduais ao longo da história em paralelo com nossa evolução genética como espécie.

Neste capítulo, iremos analisar a história relativamente recente (10 mil anos, aproximadamente) dos grãos na dieta humana e demonstrar os efeitos causados pela adoção desses hábitos de consumo que não estão alinhados à nossa evolução genética – já demonstrados em diversos estudos clínicos e observacionais.

O motivo por trás do aumento do consumo desses alimentos nos últimos séculos é explicado pela história da agricultura e por guerras comerciais travadas por causa desses alimentos, que acabaram sendo produzidos em larga escala, ao ponto de se tornarem mais economicamente viáveis para as classes mais baixas. Paralelamente ao aumento do consumo desses alimentos, as sociedades ocidentais têm se tornado menos saudáveis, o número de indivíduos acima do peso, obesos e diabéticos tem aumentado, assim como uma série de outras doenças consideradas inerentes ao ser humano – de acordo com a atual cultura popular. Desde então, o governo de países ocidentais tem contribuído para o aumento do consumo desses alimentos por meio de subsídios à agricultura e a determinadas indústrias de alimentos processados. Fora isso, há de se destacar também o desenvolvimento da tecnologia para a produção em grande escala desses alimentos e o crescimento de fertilizantes químicos que, apesar de possibilitarem maior quantidade de alimentos no campo, contribuem para a destruição do solo e diminuem a disponibilidade de nutrientes desses alimentos, tornando-os mais baratos, mas a custo da saúde da população. Não obstante, grande parte dos impostos pagos pelos cidadãos é arrecadada para aumentar a produtividade desses produtos e torná-los mais baratos, tornando-os, desse modo, mais competitivos. Tais subsídios, então, encarecem o preço dos outros alimentos a que estamos mais adaptados geneticamente a consumir.

No Brasil, como resultado do subsídio do governo ao longo das últimas décadas e da história da produção de alimentos em grande escala – como cana-de-açúcar, arroz, trigo e soja –, houve uma adaptação de nossa cultura em relação ao que consumimos hoje em dia (ou pelo menos em relação ao que nossos avós consumiam).

Por influência da cultura, nós, brasileiros, nascemos condicionados a pensar que o prato que mais consumimos – arroz e feijão – é o mais saudável de todos. Afinal, já o consumimos há algumas gerações, assim como outros grãos, dentre os mais famosos, o trigo. Mais recentemente, o interesse da população sobre nutrição e sobre a questão da sustentabilidade dos meios de produção de alimentos tem aumentado consideravelmente. Isso leva a um maior número de informações sobre alimentação espalhadas pela internet, revistas e jornais. Porém, a maioria das matérias veiculadas sobre o assunto – muitas das quais baseadas em opiniões de especialistas no assunto – valoriza o hábito do consumo de alimentos como arroz e feijão, pães integrais, frutas, sucos e verduras. Como outro agravante, pelo menos 95% das opiniões desses especialistas baseiam-se em estudos financiados com o propósito de promover falsos benefícios a esses alimentos e influenciar autoridades por meio da mídia.

Para que possamos entender melhor o histórico e a validade dos estudos que influenciam atualmente nossos profissionais médicos e nutricionistas, é preciso voltar nossa atenção para a FDA.

## A FDA

Muitos estudos publicados em jornais americanos e europeus prestigiosos são, na maioria, financiados por essa agência norte-americana. A FDA é responsável por alocar recursos para subsídios às indústrias de alimentos e farmacêuticas, que alegam garantir a segurança da população ao consumir remédios e alimentos. Muitas vezes, para alcançar esse objetivo, são feitos estudos e testes com alimentos e medicamentos, com a consequente criação de selos de qualidade para aqueles aprovados em determinados critérios de segurança. Tais estudos há muito tempo são questionados por outros conduzidos por profissionais cientistas, médicos e nutricionistas independentes, ou seja, que não contam com dinheiro do governo. E esses estudos independentes vêm demonstrando resultados absurdamente discordantes daqueles gerados por pesquisas financiadas pela FDA. Ainda que muito mais baratas, as pesquisas conduzidas por profissionais que trabalham em clínicas e institutos independentes são mais confiáveis, pois não são manipuladoras como as financiadas pela FDA, que manifestam a opinião desejada pelo governo, e são intelectualmente desonestas, portanto, antiéticas. Isso invariavelmente torna a FDA um órgão governamental corrupto e antiético.

Nós, brasileiros, não temos noção precisa do grau de influência da FDA nas nossas decisões de consumo, pois já ingerimos grãos e açúcar há muitos anos. A tendência é achar que os Estados Unidos nos influenciam somente no consumo de *fast-foods* e de alguns alimentos processados – mas não é o que acontece na prática. Muitos dos estudos feitos pela FDA são usados para treinar nossos profissionais de nutrição em universidades de todo o país, o que gera um impacto na opção de consumo das classes média e alta. Ainda que tenha aumentado o interesse da população brasileira por alimentos saudáveis, as pesquisas financiadas pela FDA parecem influenciar até o governo brasileiro a agir contra essa tendência, pois defendem o consumo de grãos, que, culturalmente, estamos acostumados a consumir. Em geral, os esforços de profissionais e pesquisadores independentes para educar a população por meio da divulgação de pesquisas que comprovam o potencial maléfico do consumo dos grãos tem sido contra-atacados de forma intelectualmente desonesta ao longo dos últimos anos. Somos constantemente bombardeados por publicidade desses alimentos, o que comprova mais uma vez que as indústrias alimentícias superpoderosas continuam a manipular as massas a fim de proteger o próprio crescimento por meio da aliança com o governo. Mais recentemente, os grupos de comércio de trigo, como a Grain Foods Foundation, emitiram comunicados para a imprensa declarando sua intenção de lançar uma campanha pública para desacreditar pesquisadores respeitados como o Dr. William Davis, autor do *best-seller* americano *Wheat Belly* (*Barriga de trigo*), que tanto se esforça para alertar a população sobre a verdade a respeito de grãos como o trigo por meio da divulgação de suas pesquisas.

Essa tendência – que ganha apoio da mídia norte-americana e de outros países, tem se mostrado claramente com o aumento de produtos de soja, além de barrinhas de cereais, aveia, suplementos com grãos, integrais, entre outros, do interesse das classes mais altas que lucram com a indústria do alimento.

Nos Estados Unidos, podemos notar que uma forte e inquestionável influência – tanto pelo aumento do consumo de alimentos processados nas últimas décadas quanto pelo aumento no consumo de pães e massas.

Apesar de maior conscientização da população quanto à importância da nutrição, as doenças crônicas, como obesidade, diabetes, artrite e câncer, vêm crescendo consideravelmente junto com essa tendência, e não por acaso.

## Estudos científicos comprovam a relação entre o consumo de açúcar e grãos processados e as doenças

Há muito tempo já se sabe que o consumo de açúcar em grandes quantidades é responsável pelo desenvolvimento de diabetes e da síndrome metabólica. Porém, somente alguns especialistas como o médico William Davis conduziram estudos e pesquisas sobre os efeitos dos grãos, particularmente do trigo, no desenvolvimento de diabetes e da síndrome metabólica. Segundo ele, o trigo é responsável por desenvolver essas doenças em pessoas que acreditam seguir um caminho mais saudável ao incluir grandes quantidades dos "saudáveis grãos integrais" em suas dietas e não em pessoas que os consomem em pequenas quantidades, assim como no caso do açúcar.

Segundo o Dr. Davis, esse fato ocorre por meio do aumento da produção de insulina gerado pelo consumo frequente de trigo. Com o tempo, isso danifica as células pancreáticas beta, que produzem insulina. Danos repetitivos às células pancreáticas beta reduzem sua capacidade de produzir insulina, pois essas células são sensíveis e possuem pouca capacidade de regeneração. Entretanto, uma vez reduzida a capacidade de o pâncreas produzir insulina para levar a glicose sanguínea para dentro das células, aumenta a quantidade de glicose no sangue, o que leva ao diabetes.

Segundo os estudos do Dr. Davis, 50 g de pão integral, o equivalente a duas fatias, são suficientes para aumentar os níveis de glicose no sangue – mais do que a mesma quantidade de calorias do açúcar de mesa e muitos doces. Para que possamos consumir esses alimentos sem gerar um grande aumento na produção de insulina, teríamos que consumir menos de uma fatia.

Assim, o conselho que recebemos para comer mais e mais trigo não é a solução para a epidemia de diabetes – que, segundo esperado, atingirá um a cada dois adultos americanos em um futuro próximo, além de 346 milhões de pessoas no mundo. (Comer mais dos "saudáveis grãos integrais" é, creio eu, o que causa tal situação. Removê-los de nossa alimentação, isso, sim, nos levaria a deter ou até mesmo reverter isso.)

Outros pesquisadores, como Jared Diamond, afirmam que a dieta baseada em grãos foi responsável pela diminuição da estatura do ser humano, assim como pelo aumento de doenças durante certos períodos da história proporcionalmente ao aumento de seu consumo. Também é preciso considerar o fato de o trigo atual, devido a mutações genéticas, conter maiores quantidades de proteínas do glúten, o que acaba gerando aumento nos níveis de glicose sanguíneos.

No período paleolítico, de acordo com inúmeras evidências arqueológicas, a ingestão desses alimentos era rara, sendo consumido apenas em situações extremas, quando não havia outras opções. Segundo o Dr. Diamond, o consumo dos primeiros grãos cultivados em tempos primordiais – como os das espécies *einkorn* e *emmer* – já foi suficiente para causar diversos problemas à saúde nas populações que os consumiam – tais como problemas dentários, diminuição da estatura e câncer.

Qual será o impacto do consumo desses alimentos em nossas próximas gerações? Isso porque os efeitos evidentemente maléficos do consumo de grãos não parecem preocupar nossas "autoridades" nutricionais e médicas, que ignoram pesquisas importantíssimas como a do Dr. Davis e muitas outras evidências quanto ao potencial catastrófico.

Segundo Davis, a diminuição do consumo de grãos como o trigo resultou na eliminação de diversas doenças, como a esclerose múltipla, fibromialgia, transtorno de déficit de atenção e depressão, além de propiciar perda de peso substancial sem restrição calórica, nas pessoas que seguiram suas recomendações. Apesar disso, a noção de que grãos integrais são saudáveis está tão profundamente infiltrada no pensamento das pessoas da área da saúde que elas resistem a mudar suas visões. Os efeitos maléficos do consumo do tão aclamado trigo saudável têm se mostrado mais evidentes com o tempo, juntamente com pesquisas conduzidas mais recentemente. Com a eliminação do trigo das dietas de pacientes com esclerose múltipla, o Dr. Davis também tem conseguido resultados consideráveis, dados os potenciais efeitos inflamatórios dos componentes do trigo no sistema nervoso central.

Em suas palavras:

> De fato, eu diria que a eliminação do trigo é a estratégia mais incrível e consistentemente efetiva para a melhora da saúde que eu jamais testemunhei em 25 anos de prática

de medicina. Sendo conservador, estimaria que 70% das pessoas experimentam benefícios substanciais além da perda de peso. Pode ser o alívio para um problema de pele como a psoríase; alívio para problemas nas vias respiratórias como asma e sinusite crônica; alívio para problemas gastrointestinais como refluxo ácido e síndrome do intestino irritável; ou, ainda, alívio para a artrite simples ou para a inflamatória, como a artrite reumatoide. A série de problemas causados ou piorados por essa coisa chamada alimento é espantosa.

Os efeitos maléficos dos grãos não estão limitados somente ao efeito que o seu consumo causa no aumento da glicose sanguínea: mais do que isso, esses grãos possuem grande variedade de antinutrientes componentes naturais desses alimentos que interferem na absorção de nutrientes. Estudos conduzidos provam que a proteína do trigo gliadina, principal componente do glúten, é responsável por efeitos inflamatórios, além de estimular o apetite, enquanto o glúten é responsável pelo efeito inflamatório destrutivo no sistema nervoso central e no intestino.

A diferença entre os grãos refinados e os integrais é mínima em termos de quantidade de antinutrientes e aumento da glicose sanguínea, o que torna o trigo e outros grãos alimentos com potenciais catastróficos à saúde humana. Além do mais, as formas mais nocivas de glúten são as do trigo moderno, que, nas últimas décadas, sofreu manipulação genética, resultando em uma mudança na coleção de genes "D", provavelmente responsáveis por quadruplicar os casos de doença celíaca no mundo.

## Por que o trigo engorda

Uma vez eliminada a gliadina de nossa dieta, ou seja, o trigo, haverá uma grande redução no desejo por doces e carboidratos de alto índice glicêmico. É preciso eliminar esses antinutrientes desreguladores do apetite encontrados em grãos para, aí, sim, eliminar o açúcar, dada a sua natureza viciante e indutora por alimentos

**Glúten** – para pessoas que têm doença celíaca, pequenas quantidades de glúten na dieta podem ter efeitos adversos consideráveis à saúde. Essas pessoas respondem ao glúten como se ele fosse tóxico. Tal reação ocorre no intestino e acaba afetando o alinhamento intestinal, o que dificulta a absorção de nutrientes. Além disso, pode ocasionar nos portadores da doença celíaca uma grande variedade de problemas, como dermatite, dores nas juntas, refluxo ácido, problemas digestivos e autoimunes.

**Fitatos** – um dos antinutrientes mais comuns do trigo são os fitatos, ou ácidos fíticos, que protegem as sementes ao impedir sua germinação prematura e manter seus nutrientes presos dentro do grão para nutrir o embrião. Quando esses ácidos não são inteiramente liberados pelos grãos antes de ser processados e cozidos, os fitatos irão se unir a importantes minerais – como zinco, cálcio, magnésio, ferro e cobre – e impedir sua absorção. Com o tempo, o consumo regular de alimentos que contêm fitatos pode levar à carência desses nutrientes, e gerar vários problemas de saúde como a síndrome do intestino irritado, problemas com o sistema imunológico e hormonais, alergias, anemia, perda óssea, cáries e funções cerebrais alteradas. Esses problemas são comuns em bebês que comem muitos cereais, pães, biscoitos etc.

**Lecitinas** – são proteínas encontradas em animais e vegetais, mas têm uma concentração particularmente alta em grãos como o trigo. Elas podem causar permeabilidade intestinal, resultando em problemas inflamatórios e autoimunes como artrite reumatoide, lúpus, alergias, inflamação, hiperpermeabilidade intestinal e doenças autoimunes. Além disso, também estão associadas à resistência ao hormônio regulador do apetite, leptina, levando as pessoas a comer mais alimentos não saudáveis.

**Amilopectina A** – é responsável pela expansão da gordura visceral no abdômen, a "barriga de trigo", que, por sua vez, leva à inflamação, resistência à insulina, diabetes, artrite e doença cardíaca.

de alta carga glicêmica. No entanto, acredito que seja mais efetivo eliminar os dois de uma só vez, já que o consumo de ambos gera oscilações nos níveis de glicose sanguíneos, o que desregula a produção de leptina, que inibe o apetite, aumentando a fome e fazendo com que fiquemos mais propensos a consumir calorias advindas desses alimentos nocivos à saúde.

O aumento no nível de glicose no sangue gera um efeito calmante chamado por muitos especialistas de "o barato do açúcar" (ou *sugar high*), pois ele age nas mesmas áreas cerebrais com efeito semelhante ao gerado pelo uso da cocaína e das anfetaminas. Além disso, aumenta a produção do neurotransmissor dopamina, que gera um "barato bom" que nos deixa motivados, sendo, porém, ao mesmo tempo, viciante, o que pode piorar o humor quando o nível de glicose no sangue está baixo. Quando isso ocorre há uma desregulação nos níveis de hormônios como a leptina, que regula o consumo e o gasto de calorias (energia), o apetite e o metabolismo. Dessa forma, o metabolismo é afetado de forma a gerar o acúmulo de gordura corporal, caso esse carboidrato seja consumido em quantidades suficientes para desregular os níveis de açúcar no sangue. Níveis altos de glicose sanguínea (hiperglicemia) e baixos demais (hipoglicemia) fazem com que os níveis de energia e humor se tornem instáveis.

Por esse e outros motivos, precisamos nos curar desse vício para manter nosso humor mais estável com maior facilidade, além de emagrecermos, não sentirmos "desejos" por alimentos nocivos como esses e nos tornarmos seres humanos com níveis de energia mais estáveis, ou seja, mais equilibrados.

### Arroz: amigo ou vilão?

Este grão aparentemente inofensivo pode trazer graves consequências à saúde dos seres humanos se consumido à vontade.

Os grãos contêm grandes quantidades de antinutrientes como os fitatos, glúten, lecitina e inibidores de tripsina, o que não é exceção no caso do arroz integral. O consumo de trigo tem um grande potencial para gerar buracos no revestimento do intestino, e, junto com outros grãos, como a aveia, eles são aclamados por

**Tabela 5.1** Níveis de alguns minerais e vitaminas em 50 g de arroz integral e em alguns vegetais e frutas

| Alimento | Proteína (g) | Fibra (g) | Provit. A (RE)* | Vit. B2 (mg) | Ácido Fólico (μg) | Vit. C (mg) | Potássio (mg) | Ferro (mg) | Cálcio (mg) |
|---|---|---|---|---|---|---|---|---|---|
| Arroz integral | 1,0 | 0,7 | 0 | 0,01 | 2 | 0 | 20 | 0,19 | 4 |
| Abóbora paulista | 1,0 | 1,0 | 435 | 0,03 | 35 | 12 | 536 | 0,4 | 17 |
| Batata | 1,0 | 1,0 | 0 | 0,02 | 5 | 6 | 205 | 0,62 | 5 |
| Batata-doce | 0,9 | 1,3 | 1069 | 0,03 | 11 | 12 | 180 | 0,22 | 14 |
| Brócolis | 5,0 | 5,0 | 250 | 0,20 | 90 | 134 | 526 | 1,51 | 83 |
| Cenoura | 2,0 | 4,0 | 1546 | 0,06 | 16 | 10 | 387 | 0,54 | 30 |
| Cereja | 1,0 | 1,0 | 14 | 0,04 | 3 | 5 | 152 | 0,26 | 10 |
| Couve | 2,0 | 5,0 | 1145 | 0,12 | 21 | 64 | 340 | 1,4 | 160 |
| Couve-manteiga | 5,0 | 6,0 | 812 | 0,16 | 102 | 35 | 241 | 1,52 | 286 |
| Mirtilo (*blueberry*) | 0,6 | 1,8 | 9 | 0,04 | 5 | 12 | 81 | 0,16 | 6 |
| Morango | 1,0 | 4,0 | 4 | 0,10 | 9 | 84 | 250 | 0,57 | 21 |

\* RE: Requerimento Estimado

nutricionistas como alimentos saudáveis e inofensivos. Como veremos, a história não é bem essa.

O arroz é um alimento calórico e muito rico em carboidratos com um nível de micronutrientes (vitaminas e minerais) extremamente baixo se comparado aos vegetais ou tubérculos. A Tabela 5.1, na página anterior, mostra o nível de alguns minerais e vitaminas em uma porção de 50 g de arroz integral e em alguns vegetais e frutas.

Como podemos notar, o nível dos macronutrientes do arroz integral é substancialmente menor do que em verduras e frutas.

A Tabela 5.2 compara o arroz integral ao branco. Podemos notar que os níveis de macronutrientes do arroz branco também são muito baixos, uma vez que são similares aos do arroz integral.

**Tabela 5.2** Arroz integral *versus* arroz branco

| Nutriente | Arroz integral (1 xícara) | Arroz branco (1 xícara) |
|---|---|---|
| Energia (kcal) | 218 | 241 |
| Proteína (g) | 4,5 | 4,4 |
| Carboidrato (g) | 46 | 53 |
| Gordura (g) | 1,6 | 0,4 |
| Fibra (g) | 3,5 | N/A |
| Tiamina (mg) | 0,2 | 0,3 (sintético) |
| Riboflavina (mg) | 0,02 | 0,03 (sintético) |
| Niacina (mg) | 2,6 | 2,8 (sintético) |
| Piridoxina (mg) | 0,29 | 0,11 |
| Folacina (µg) | 7,8 | 109,8 (sintético) |
| Cálcio (mg) | 19,5 | 1,9 |
| Ferro (mg) | 1 | 2,7 (fortificado) |
| Magnésio (mg) | 86 | 15 |
| Fósforo (mg) | 150 | 61 |
| Potássio (g) | 154 | 48 |
| Zinco (mg) | 1,2 | 0,74 |

**Fitatos** – eles irão se unir a importantes minerais como o zinco, cálcio, magnésio, ferro e cobre de forma a impedir sua absorção. Com o tempo, o consumo regular de alimentos que contêm fitatos pode levar à carência desses nutrientes e gerar vários problemas de saúde como a síndrome do intestino irritado, problemas com o sistema imunológico e hormonais, alergias, anemia, perda óssea, cáries e funções cerebrais alteradas. O aquecimento diminui quantidades relativamente pequenas de fitato. O fitato fica no farelo do grão, portanto, é necessário que o farelo seja removido do alimento para eliminá-lo. Esse é o motivo pelo qual pessoas que consomem mais arroz branco, ou seja, sem fitatos, tem um maior equilíbrio de minerais do que as que consumem o grão integral.

**Inibidores de tripsina** – tripsina é uma enzima que possibilita a digestão de proteínas. Quando consumimos arroz integral, ele inibe a produção dessa enzima digestiva, dificultando o trabalho do estômago de digerir proteínas. Os inibidores de tripsina estão contidos no farelo do arroz integral e na parte de fora do embrião da semente. Portanto, quem consome arroz branco está livre do efeito dos inibidores de tripsina.

**Lecitina** – estas proteínas consistem em globulinas que se aglutinam aos glóbulos vermelhos dos mamíferos. A lecitina liga-se a receptores específicos da mucosa intestinal, interferindo, dessa forma, na absorção de nutrientes ao longo da parede intestinal. Elas são proteínas encontradas em animais e vegetais, mas têm uma concentração particularmente grande em grãos. Podem causar permeabilidade intestinal, resultando em problemas inflamatórios e autoimunes como artrite reumatoide, lúpus, alergias, inflamação, hiperpermeabilidade intestinal e doenças autoimunes. Além disso, também estão associadas à resistência ao hormônio leptina, regulador do apetite, levando as pessoas a comer mais alimentos não saudáveis. Por outro lado, o arroz branco não tem glúten ou lecitina, o que o torna uma opção de consumo menos prejudicial em pequenas porções.

## O consumo de arroz aumenta o colesterol LDL?

Uma pesquisa mais recente foi feita com ratos de laboratório: ao serem alimentados com arroz, verificou-se de fato um aumento no LDL a níveis crônicos até 6 horas após a refeição. Isso ocorreu devido à presença de plantas exógenas miRNA encontradas no arroz, que interferem com a expressão de um gene no fígado, o LDLRAP1. Este gene expressa uma proteína adaptadora do receptor de LDL, e a sua deficiência compromete a remoção do LDL do sangue, resultando em um aumento acentuado dos seus níveis circulantes. Pesquisas conduzidas pelo Dr. Robert T. Lustig, neuroendocrinologista, e outros pesquisadores também comprovam o aumento de colesterol gerado após o consumo de determinados grãos, como o trigo e o arroz.

## Podemos consumir arroz moderadamente?

O lado positivo do arroz branco é ser praticamente um amido puro, pois todos os antinutrientes estão contidos no farelo e na casca, que foram removidos no processo de refinamento. No entanto, o consumo desse alimento pode ser um problema para muitas pessoas, como no caso daquelas que apresentam doenças autoimunes – pesquisas demonstram que essas pessoas têm maior sensibilidade ao arroz, que pode se manifestar em forma de acne, problemas gastrointestinais, dermatites ou asma.

Não obstante, não podemos deixar de considerar o principal potencial maléfico do consumo desse alimento: maior propensão no desenvolvimento de diversas doenças em longo prazo, uma vez que o arroz é um carboidrato de alta carga glicêmica, e seu consumo resulta em acúmulo de gordura visceral (na barriga e entre os órgãos). O acúmulo de gordura visceral, como veremos mais à frente, está diretamente ligado a diabetes e à síndrome metabólica, o que, com o tempo, pode resultar em problemas cardíacos.

O consumo de arroz pode ser tolerado em quantidades modestas para algumas pessoas, mas, se o juntarmos a outros grãos, o potencial para aumento de peso, desenvolvimento da síndrome metabólica, diabetes e doenças como a síndrome do intestino irritado – além de problemas com o sistema imunológico e hormonal, alergias, anemia, perda óssea e cáries – é aumentado consideravelmente.

## Capítulo 6

# Efeitos do açúcar e das farinhas sobre o diabetes e a síndrome metabólica

Estimativas feitas por publicações médicas e instituições independentes americanas indicam que a estimativa da taxa de prevalência da síndrome metabólica nos Estados Unidos, ou seja, o número de pessoas que atualmente apresenta a síndrome metabólica, está em torno de 73 milhões de habitantes, o equivalente a um quarto da população. No Brasil, a prevalência está em torno de 46 milhões de pessoas, ou, aproximadamente, 23% da população.

A síndrome metabólica é uma combinação de distúrbios que, juntos, podem resultar em diabetes e problemas cardiovasculares. Segundo a Organização Mundial da Saúde (OMS), os critérios para a doença ser reconhecida são: incidência de diabetes, intolerância à glicose, níveis altos demais de glicose em jejum, resistência à insulina, alta pressão sanguínea (≥ 140/90 mmHg) e cintura larga com relação aos quadris (0,9 para homens e 0,85 para mulheres). Já a Associação Americana do Coração define que síndrome metabólica apresenta os seguintes sintomas: cintura larga, triglicérides elevados, níveis de colesterol HDL ("bom") reduzidos, pressão alta e alto nível de glicose em jejum.

A síndrome metabólica é uma doença relativamente fácil de curar se a pessoa doente estiver disposta a fazer algumas mudanças em seus hábitos. Há diversos estudos feitos com grupos de pessoas, assim como com animais, que provam que a cura pode ser alcançada em menos de um mês, ou, na maioria dos casos, em menos de três semanas.

## Açúcar e a recomendação da FDA

Dr. Lustig, membro da força tarefa contra a obesidade, afirma que o açúcar e o xarope de glicose são substâncias tão nocivas quanto o álcool ou mesmo a cocaína, e que, se consumidas em excesso, podem levar à dependência química. A parte difícil é determinar qual a quantidade "segura" para o consumo dessas substâncias.

Walter Glinsmann, administrador da FDA, diz que "não existem evidências conclusivas para o nível máximo de açúcar a ser consumido antes de se tornar prejudicial". Ele e sua equipe estimaram que até 20 quilos de açúcar por ano podem não ser prejudiciais para a maioria das pessoas, além do que já consumimos em frutas e vegetais. Isso equivale a aproximadamente 40 g por dia de açúcar adicional (açúcar de mesa ou xarope de glicose), que é igual à metade de uma lata de Coca-Cola; ou dois copos de suco de maçã.

Infelizmente, as pesquisas mais recentes e as estimativas oficiais do USDA (Departamento de Agricultura dos Estados Unidos) indicam que o consumo americano médio de açúcar por dia é de cerca de 100 g, muito além do indicado por Glinsman.

## Diabetes, obesidade e doenças cardíacas

O aumento no consumo de açúcar tem coincidido com a atual crescente epidemia de obesidade e diabetes na última década. Eis aí mais uma razão para que o açúcar (de mesa ou xarope de glicose) seja apontado como o culpado pelo problema. Em 1980, aproximadamente 1 em cada 7 americanos eram obesos, e quase 6 milhões (2,2% da população) eram diabéticos. No começo do século XXI, quando o consumo de açúcar aumentou drasticamente, 1 em cada 3 americanos eram obesos, e 14 milhões (5% da população) eram diabéticos.

Por meio de dados históricos, é possível observar que quando há um aumento no consumo de açúcar nos Estados Unidos, acontece também um aumento no número de pessoas com diabetes. Essa evidência, relacionada a outros fatores, indica uma forte associação entre o consumo de açúcar e o diabetes.

No começo dos anos 1920, muitos especialistas em diabetes dos Estados Unidos e da Europa – incluindo Frederick Banting, que ganhou o prêmio Nobel de Medicina e Fisiologia, em 1923, pela descoberta do hormônio insulina – suspeitavam de que o açúcar causa diabetes, baseando-se nas observações de populações em que o consumo de açúcar era raro e o nível de diabetes, muito baixo. Em 1924, Haven Emerson, diretor do Instituto de Saúde Pública da Universidade de Columbia (EUA), relatou que a taxa de mortalidade por diabetes em Nova York tinha se multiplicado por 15 desde o período da guerra civil nos Estados Unidos, e que a taxa de mortalidade aumentara 4 vezes em algumas cidades americanas somente entre 1900 a 1920. Esse aumento, é claro, coincidiu com o aumento significativo do consumo de açúcar, que dobrou entre 1890 e 1920 – com o nascimento e desenvolvimento subsequente das indústrias de refrigerantes e doces.

Em um estudo conduzido de 1991 a 1995 chamado *Framingham Offspring study* (*Estudo de gerações de Framingham*) foram examinados 2,5 mil indivíduos para identificar a relação entre o consumo de bebidas com açúcar – como refrigerantes e sucos – e a sensibilidade à insulina. Foi descoberto, então, que o consumo desses alimentos está diretamente relacionado aos altos níveis de insulina em jejum, o que significa que, em longo prazo, aumenta de modo significativo o risco de desenvolvimento da síndrome metabólica.

## Alimentos relacionados à síndrome metabólica

O que mudou desde então, além do fato de os americanos terem se tornado cada vez mais gordos e mais diabéticos? Não parece que os pesquisadores aprenderam algo particularmente novo sobre o efeito do açúcar e dos xaropes de glicose no corpo humano. Em vez disso, o conceito da ciência mudou: médicos e autoridades médicas passaram a aceitar a ideia de que a condição conhecida por síndrome metabólica é um fator de risco muito importante – se não o principal – relacionado a doenças cardíacas e diabetes. O centro de controle e prevenção de doenças dos Estados Unidos agora estima que mais de 75 milhões de americanos apresentam a síndrome metabólica – uma provável razão para ataques cardíacos.

No projeto chamado *The Framingham Heart Study*[*], cientistas da Universidade de Boston pesquisaram os efeitos do consumo de

---

[*] <www.framinghamheartstudy.org>

mais de uma lata de refrigerante por dia, em um grupo de 6.039 participantes, e esse consumo foi relacionado à prevalência da síndrome metabólica. Isso coincidiu com o aumento dos níveis de triglicérides sanguíneos, colesterol LDL ("ruim"), aumento dos níveis de glicose sanguíneos em jejum e diminuição dos níveis do colesterol HDL ("bom"), além do aumento de gordura abdominal. Ou seja, todos os marcadores relacionados ao aumento do risco do desenvolvimento de doenças cardíacas – o que, juntamente com as evidências observacionais do consumo de açúcar, nos dá uma boa noção do porquê o número de doenças cardíacas tem aumentado substancialmente nos últimos 30 anos ou mais.

O pesquisador Stephan Guyenet afirma que, de 1978 a 2004, o consumo de açúcar aumentou 17%. Baseando-se em uma pesquisa conduzida pela CDC's National Health and Nutrition Examination Survey (NHANES), que demonstra que a prevalência de obesidade entre adultos americanos aumentou de 15% para 33%, ele concluiu que é notável a relação entre o consumo de açúcar e a obesidade, porém existem muitos fatores envolvidos na dieta que também

**Quadro 6.1** Consumo de açúcar nos Estados Unidos – 1822 a 2005

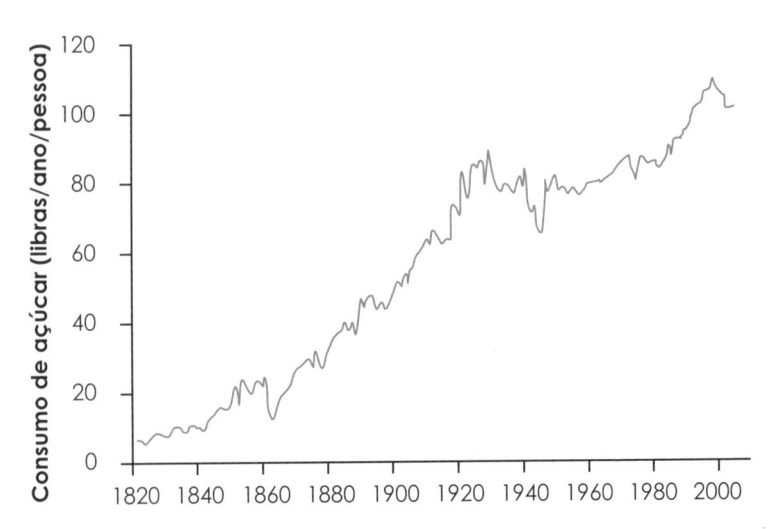

Fonte: Stephan Guyenet – Whole Health Source.
<www.wholehealthsource.org>

podem contribuir, entre eles o aumento do consumo de alimentos processados de alta "palatividade", que incluem altas quantidades de farinha, proteína e gordura junto com açúcar. Esse conceito de alimentos de alta palatividade vem sendo difundido e adotado por diversos nutricionistas e pesquisadores nos Estados Unidos.

Alguns leitores, neste momento, podem estar questionando o que especificamente no açúcar, ou qual açúcar, causa o desenvolvimento da síndrome metabólica. Há inúmeras evidências atualmente que comprovam que o açúcar frutose é o principal causador do desenvolvimento de todas essas doenças, além de muitas outras que comprovam ainda o papel dos grãos processados integrais e refinados também. Em um desses estudos, conduzidos na Suíça, observou-se que crianças acima do peso consumiam quantidades maiores de frutose por meio de bebidas açucaradas, como sucos e refrigerantes. Nessas crianças, o consumo de frutose foi associado a um aumento nos níveis das partículas densas de LDL "ruim", partículas do LDL associadas ao aumento do risco de arteriosclerose, ao contrário das partículas grandes não relacionadas. Em outro estudo suíço feito com 88,520 mil enfermeiras, o consumo de sucos açucarados foi diretamente relacionado ao aumento de gordura abdominal e doenças cardíacas.

Robin P. Bolton e outros cientistas observaram em sua pesquisa que o consumo de sucos naturais tem sido relacionado a altas respostas glicêmicas, o que gera acúmulo de gordura, se comparado ao consumo de frutas em seu estado natural. Isso ocorre por causa das fibras presentes nas frutas, que geram uma queda menos brusca na glicose sanguínea. Já os sucos aumentam mais o efeito chamado *craving* (desejos por carboidratos) do que as frutas. Devido à grande quantidade de frutose nos sucos naturais, o que não é comum na maioria das frutas em seu estado natural, muitos cientistas – como Gary Taubes e o proeminente Robert Lustig – acreditam que os sucos possuem quantidades suficientes de frutose para que, em médio e longo prazos, os consumidores de sucos naturais em grandes quantidades junto com outros carboidratos de alto índice glicêmico venham a desenvolver a síndrome metabólica. E nisso é fácil acreditar, uma vez que existem estudos comprovando que o consumo de somente 40 g ou 50 g de frutose diária (metade do consumo diário por pessoa nos Estados Unidos) gera o desenvolvimento da síndrome metabólica.

## Como identificar de maneira mais fácil os riscos do desenvolvimento da síndrome metabólica?

O aumento da cintura é o primeiro sintoma usado no diagnóstico da síndrome metabólica. Segundo Gary Taubes, isso significa que, se você está acima do peso, há uma grande probabilidade de ter uma síndrome metabólica. E esse é um dos motivos pelos quais você tem mais chances de sofrer um ataque cardíaco ou de se tornar diabético (ou ambos), em comparação com quem não está acima do peso. No entanto, os indivíduos magros também podem sofrer de síndrome metabólica, embora isso aconteça com uma frequência menor.

Ter uma síndrome metabólica é outra forma de dizer que as células de seu corpo estão ativamente ignorando as ações do hormônio insulina – uma condição chamada tecnicamente de *resistência à insulina*. É incrível como, apesar de o excesso da produção de insulina ser o principal fator de desenvolvimento dessa síndrome, pouca atenção ainda lhe é dada pela comunidade médica, se comparada à atenção dada ao colesterol. (Afinal, a venda de medicamentos para diminuir o colesterol é muito mais lucrativa do que recomendar que as pessoas parem de consumir açúcar e carboidratos de alto índice glicêmico.)

Gary Taubes descreve a insulina da seguinte maneira:

> Secretamos o hormônio insulina em resposta ao que ingerimos – particularmente carboidratos – para manter a glicose sanguínea sob controle após comermos. Quando sua célula é resistente à insulina, seu corpo (o pâncreas, para ser preciso) responde ao aumento do nível de glicose sanguíneo, bombeando mais e mais insulina. Após anos nos alimentando excessivamente de carboidratos (principalmente os de alto

índice glicêmico), o pâncreas passa a não mais dar conta da demanda de glicose, o que médicos especializados em diabetes chamam de "exaustão pancreática". Então, o nível de glicose sanguínea irá disparar descontroladamente e assim um indivíduo se torna diabético.

Não são todas as pessoas com resistência à insulina que se tornam diabéticas, pois algumas continuam a secretar insulina suficiente para superar a resistência das células ao hormônio. Porém, ter níveis excessivamente elevados de insulina traz efeitos prejudiciais por si só – as doenças cardíacas. Uma consequência é o aumento dos níveis de triglicérides e da pressão sanguínea, diminuição nos níveis do colesterol HDL (reconhecido por muitos atualmente como o "colesterol bom"), o que mais para a frente piora a resistência à insulina – isso, então, é a síndrome metabólica.

Atualmente, os principais fatores levados em conta pelos médicos ao analisar o risco de desenvolvimento de doenças cardíacas nos pacientes são: os níveis de colesterol LDL ("colesterol ruim") e a presença de sintomas da síndrome metabólica. De acordo com Gerald Reaven, professor de medicina da Universidade de Stanford, conhecido como pioneiro em pesquisas com resistência à insulina e diabetes, a síndrome metabólica ocorre em indivíduos que possuem pelo menos três de suas condições favoráveis: obesidade, baixo nível do colesterol "bom" HDL, alto nível de triglicérides, glicose sanguínea e hipertensão. A ideia de que ataques cardíacos são causados pelo alto colesterol, ou pelo colesterol LDL, suportada por alguns estudos na década de 1960, é considerada extremamente simplista pelos pesquisadores mais proeminentes do ramo e pela maioria das pesquisas. Se não forem considerados os marcadores sanguíneos característicos da síndrome metabólica, avaliando-se somente o colesterol total, ou LDL, não é possível fazer uma avaliação de risco de doenças cardíacas eficaz. As taxas de diabetes, doenças cardíacas e obesidade nos Estados Unidos têm aumentado nas últimas décadas, junto com o aumento nos casos de síndrome metabólica, um indício de que esse pode ser considerado o principal problema, uma vez que tal condição também tem aumentado exponencialmente no mesmo período.

Esse fato levanta as questões mais óbvias: o que causa, inicialmente, a síndrome metabólica? O que causa resistência à insulina? Há muitas hipóteses, mas, atualmente, os pesquisadores que estudam os mecanismos da resistência à insulina pensam que uma provável causa é o aumento de gordura no fígado (a gordura visceral). "Quando estudos foram feitos para comprovar esta hipótese", segundo Varman Samuel, que estuda resistência à insulina na Universidade de Yale, "a correlação entre insulina e fígado gordo em pacientes magros e obesos é 'extremamente alta'". Assim, de acordo com as palavras de Samuel, ao depositar gordura no fígado, você se torna resistente à insulina.

Mas o que causa o acúmulo de gordura no fígado? Embora a gordura visceral possa ser apontada como uma causa, seu acúmulo não explica a presença de gordura no fígado de pessoas magras. O Dr. Robert Lustig aponta o açúcar como principal causador do acúmulo de gordura no fígado, além das possíveis heranças genéticas.

### Experimentos e estudos realizados

O efeito dos grãos integrais no metabolismo humano atualmente vem sendo estudado por diversos métodos científicos. Muitos estudos têm relacionado o consumo de grãos e os efeitos no metabolismo da glicose, demonstrando o potencial que esses alimentos têm em gerar grandes oscilações de glicose sanguínea, o que é relacionado ao ganho de peso e, com o tempo, à resistência à insulina.

Alguns estudos, como o publicado no *The American Journal of Clinical Nutrition*, de autoria de Katri S. Juntunen e sua equipe, com o objetivo de medir os níveis de glicose e resposta à insulina em humanos, mostram que pão de centeio e macarrão integral de trigo resultam em uma resposta glicêmica igual à do pão branco. Isso significa que ambos, mesmo consumidos em pequenas quantidades, aumentam os níveis de glicose sanguíneos, o que, obrigatoriamente, faz com que tais níveis caiam em seguida para abaixo da média, com o potencial de gerar acúmulo de gordura corporal. Isso acontece uma vez que, em picos baixos de glicose sanguínea, há uma desregulação de hormônios como a leptina – que regula o consumo e a queima de calorias, além de regular o metabolismo e ser responsável pela inibição do apetite. Em outras palavras, quando os níveis de leptina estão baixos, nossa fome aumenta, deixando-nos mais propensos a consumir calorias de alimentos nocivos à saúde.

A conclusão de muitos estudos é a de que tanto o consumo de grãos integrais quanto o de brancos está relacionado ao aumento da resistência à insulina e ao aumento de níveis de glicose em jejum, apesar de a maioria desses estudos concluir que o consumo de grãos integrais reduz significativamente o desenvolvimento da síndrome metabólica e de doenças cardíacas se comparado ao consumo de grãos não integrais. Diversos estudos – como o de Robert Lustig – têm comprovado que a resistência à insulina aumenta substancialmente o risco de desenvolvimento de doenças cardíacas.

De acordo com o cardiologista William Davis, apesar de a frutose ser a principal responsável pelo desenvolvimento da síndrome metabólica, ele diz que eliminar o açúcar não resolve totalmente o problema, mas apenas um dos aspectos. Também ressalta que as pessoas que acreditam seguir um caminho mais saudável ao incluir muitos grãos integrais em suas dietas devem ficar atentas ao consumo de trigo. Em suas palavras:

> Duas fatias de pão integral aumentam o açúcar no sangue mais do que açúcar de cozinha, e mais do que muitos doces. Estranhamente, isso não impede os nutricionistas de encorajar as pessoas a consumir tais alimentos. Coma mais trigo e as elevações dos níveis de açúcar no sangue aumentarão em magnitude e frequência. Isso leva a elevações maiores e mais frequentes dos níveis de insulina que, por sua vez, criam resistência à insulina, a condição que leva ao diabetes.
> Essas elevações nos níveis de açúcar no sangue também são intrinsecamente danosas às delicadas células pancreáticas beta, que produzem a insulina, um fenômeno chamado

*glucotoxidade*. As células beta possuem pouca capacidade de regeneração. Danos repetidos em razão de glucotoxidade levam a um número cada vez menor de células beta saudáveis e funcionais que produzem insulina. É aí que o nível de açúcar no sangue fica persistentemente em níveis elevados – mesmo quando seu estômago está vazio: pré-diabetes seguido, em pouco tempo, pelo diabetes.

Cientistas têm começado a se interessar mais pelo estudo da frutose devido à evidente relação entre seu consumo e o desenvolvimento da síndrome metabólica e da resistência à insulina, demonstrada por meio de diversos estudos que fornecem resultados e explicações bem coerentes. Se você alimentar animais com frutose ou açúcar o suficiente, o fígado dos animais converte frutose em gordura (ácidos graxos saturados). Após o acúmulo de gordura no fígado, tanto a resistência à insulina quanto a síndrome metabólica ocorrem como consequência. De acordo com Gerald Reaven, é extremamente fácil fazer ratos desenvolverem resistência à insulina com uma dieta rica em frutose, pois os resultados são rápidos e evidentes, e, quanto mais rápido os ratos são alimentados, mais rápido seus fígados tornam-se gordos.

Michael Pagliassotti, bioquímico da Universidade do Estado de Colorado, fez muitos estudos com animais nos anos 1990. Segundo Pagliassotti, mudanças ocorrem muitas vezes em menos de uma semana se os animais forem alimentados com frutose e açúcar em quantidades grandes (acima de 60% das calorias de suas dietas). Eles podem levar vários meses ou anos para desenvolver resistência à insulina e/ou síndrome metabólica, caso sejam alimentados com a dieta semelhante à de muitos americanos e brasileiros (por volta de 20% das calorias de suas dietas, que alguns copos de suco e Coca--Cola já fornecem). Alguns estudos, como o conduzido pelo médico e pesquisador John Hallfrisch, já indicam que uma dieta em que a frutose corresponde a mais de 15% das calorias leva a mudanças prejudiciais para metabolismo de glicose em seres humanos. Ao parar de alimentá-los com açúcar, em ambos os casos, o fígado gordo é rapidamente reduzido, assim como a resistência à insulina. Embora a maioria dos estudos seja feita com frutose, efeitos similares são encontrados em humanos que consomem de 7 a 9 latas de Coca-Cola por dia, uma dose extremamente alta de acordo com Luc Tappy, um pesquisador da Universidade de Lausanne, na Suíça, considerado por bioquímicos a maior autoridade atual no estudo da frutose. Com doses altas, o fígado rapidamente torna-se resistente à insulina, e seus níveis de triglicérides sobem substancialmente em alguns dias. Como diz o Dr. Reaven, "se você quer causar resistência à insulina em ratos, alimentá-los com uma dieta rica em frutose é o jeito mais fácil".

Outros estudos têm demonstrado que o consumo de frutose em longo prazo gera também resistência à leptina, diabetes e hipertensão em ratos de laboratório (BLAKELY et al., 1981).

Seres humanos podem levar vários meses ou anos para desenvolver, como os ratos, resistência à insulina e/ou síndrome metabólica com uma dieta rica em frutose, afirma Tappy, porém poucas pesquisas já foram conduzidas com seres humanos, e esse é o motivo pelo qual as revisões das pesquisas sobre o assunto sempre concluem que mais pesquisas são necessárias para que seja estabelecido em que dose o açúcar e o xarope de glicose se tornam o que Lustig chama de *tóxico*. "Há uma necessidade óbvia de serem conduzidos estudos de intervenção", diz Luc Tappy. Segundo ele:

> No presente momento, estudos de curto prazo indicam que um alto consumo de frutose e açúcar – o qual consiste em consumir refrigerantes, sucos e farinha de trigo – aumenta o risco de doenças metabólicas e doenças cardiovasculares.

A partir desses estudos, podemos concluir que o excesso de açúcar é responsável pelo desenvolvimento da síndrome metabólica, e, como consequência, doenças que são associadas a essa condição. Infelizmente, ainda não temos estudos suficientes para determinar qual a quantidade segura para o consumo de açúcar. No entanto, sabemos que, se consumido sem moderação, em poucos meses uma pessoa pode alterar seu estado de saúde.

## Experimentos recentes realizados sobre a síndrome metabólica

Dr. Peter Havel e seu grupo de pesquisa têm estudado os efeitos específicos do consumo do açúcar em suas diversas formas, por quase 15 anos. Com o intuito de melhor identificar os efeitos de curto prazo em seres humanos, essa equipe conduziu recentemente um estudo para verificar os resultados do consumo de frutose *versus* os resultados do consumo de glicose em um período curto de apenas duas semanas, sendo que a glicose e a frutose consistiram em 25% do total de calorias consumidas. Apesar de os participantes terem ganhado o mesmo peso, tanto no grupo de glicose quanto no de frutose, como previsto pela hipótese inicial, o grupo que consumiu frutose acumulou mais gordura nos órgãos internos, enquanto o grupo da glicose acumulou mais gordura subcutânea. Nesse ponto, o leitor já deve estar ciente da relação direta entre o acúmulo de gordura visceral (acumulada nos órgãos) e o desenvolvimento de doenças crônicas, como resistência à insulina e diabetes tipo dois. Esse fato é reconhecido por médicos e é demonstrado em diversos estudos, mas o mesmo não ocorre com a gordura subcutânea, que se localiza perto da superfície da pele e que somente oferece perigo em grandes quantidades.

Nesse mesmo estudo, com o grupo de frutose, houve um aumento na taxa em que o fígado converte açúcar em gordura, aumentando os níveis de gordura nesse órgão, além da diminuição de sensibilidade à insulina, assim indicando uma possibilidade de desenvolvimento de diabetes caso fosse mantido o consumo de frutose. Houve também uma diminuição nos níveis de leptina, que prejudica o mecanismo de regulação do apetite, de forma a fazer com que o cérebro demore mais tempo para receber sinais de saciedade. Além disso, o consumo de frutose resultou no aumento dos níveis de triglicérides sanguíneos, o que possibilita estabelecer uma relação entre a resistência à insulina e o aumento dos níveis de triglicérides. Nenhum desses efeitos prejudiciais foram observados nos participantes que consumiram glicose, o que demonstra o papel fundamental da frutose no desenvolvimento de doenças crônicas.

## Estudos observacionais e a síndrome metabólica

Nos últimos anos estudos com grandes populações foram realizado e constatou-se uma ligação entre obesidade, diabetes e câncer. Em outras palavras, isso significa que é mais provável que alguém se torne diabético, desenvolva câncer ou sofra um ataque cardíaco se tiver a síndrome metabólica. Há muito tempo médicos pesquisadores têm constatado que cânceres malignos e diabetes eram raros em populações pré-agrárias que não consumiam a dieta ocidental (açúcar, macarrão, pão, arroz, bolo etc.). Já nas populações mais primitivas, elas eram praticamente inexistentes, como vimos anteriormente. Nos anos 1950, cânceres malignos entre os esquimós eram-tão raros que pesquisadores do norte do Canadá publicavam reportagens em jornais médicos quando constatavam uma ocorrência. Algumas décadas após a introdução de alimentos ocidentais na dieta dos esquimós, a incidência de câncer aumentou significantemente, e os casos de diabetes, que antes eram inexistentes, dispararam para os altos níveis atuais.

Há diversos estudos que comprovam que a condição chamada resistência à leptina está relacionada à síndrome metabólica. A leptina é um hormônio produzido nos tecidos de gordura e transportado pela corrente sanguínea até uma área do cérebro chamada hipotálamo, na qual irá exercer sua função de regular o apetite e o metabolismo, assim como gerar a queima de gordura. A resistência à leptina acontece quando o cérebro das pessoas deixa de responder aos sinais hormonais enviados pelos tecidos de gordura, impedindo que a leptina exerça sua função de regular o apetite e gerar a queima de gordura corporal.

Alguns estudos feitos com animais têm demonstrado que, oferecida uma dieta concentrada em alimentos processados ricos em açúcar, trigo e gorduras trans (semi-hidrogenadas), isso pode levar animais a desenvolverem uma resistência à leptina. Outros estudos comprovam que, em animais, a resistência à leptina também é gerada pelo consumo de alimentos ricos em frutose. Nesses estudos, os animais se tornam obesos, desenvolvem resistência à insulina e intolerância à glicose, ou seja, desenvolvem diversas condições que caracterizam a síndrome metabólica.

Um estudo conduzido pelo grupo do Dr. Philip J. Scarpace, em colaboração com o Dr. Richard Johnson, demonstrou que uma dieta rica em frutose causa resistência à leptina em ratos. Ratos alimentados com frutose tiveram níveis de colesterol mais altos e a incidência deste distúrbio foi duas vezes maior entre os ratos que consumiram frutose. Níveis altos de triglicérides, como demonstrado nos estudos, impedem o transporte de leptina do sangue dos tecidos de gordura para a região do cérebro, dificultando, assim, que a leptina exerça sua função (que é regular o apetite e o metabolismo, além de promover a queima de gordura). O grupo do Dr. Scarpace observou que o consumo de frutose contribui para aumentar a resistência à insulina e a síndrome metabólica.

Isso mostra que a resistência à insulina é suficiente para causar muitos dos problemas metabólicos que acometem indivíduos das sociedades modernas.

Estudos observacionais feitos em populações isoladas como os kitava têm demonstrado que os indivíduos dessas sociedades possuem alta sensibilidade à leptina e são magros e esbeltos, ou seja, ao contrário de muitos indivíduos das sociedades modernas, os indivíduos de populações isoladas não possuem problemas metabólicos, resistência à insulina e síndrome metabólica. Isso nos faz supor que existem alguns fatores no estilo de vida moderno – a alimentação é o principal – que geram resistência à leptina. O consumo de grãos (trigo, arroz, aveia), frutose e alimentos processados aparenta causar um desequilíbrio no controle do peso corporal, que é proporcionado por níveis adequados de leptina. A leptina é secretada pelos tecidos de gordura, e seus níveis sanguíneos são proporcionais aos níveis de gordura corporal. Quanto mais tecidos de gordura existem, mais leptina é produzida. A leptina reduz o apetite, aumenta a taxa metabólica e gera a queima de gordura. Em outras palavras, problemas com a regulação da leptina podem gerar aumento da gordura corporal e diminuição da sensação de saciedade, o que faz com que as pessoas que sofrem dessa condição precisem consumir quantidades maiores de alimentos não saudáveis para manter um nível de gordura corporal suficiente para que os tecidos de gordura enviem sinais de leptina adequados a fim de o cérebro responder e controlar os níveis de saciedade.

Com o resultado desses estudos em mente, nada mais sensato do que questionarmos quais os principais alimentos que fazem com que mecanismos internos de nosso organismo gerem acúmulo de gordura corporal responsável pela síndrome metabólica, que, como vimos, antecede o desenvolvimento de diversas doenças acometidas pelo homem moderno. Pesquisadores têm analisado o papel de hormônios como a leptina na regulação do apetite e do acúmulo de gordura corporal. Há diversas teorias sobre o assunto.

A sabedoria convencional segue a lei da termodinâmica, a qual supõe que o acúmulo de gordura corporal é resultado de um equilíbrio de calorias, ou seja, se consumirmos mais calorias do que precisamos para suprir as demandas de nossas células, acumularemos gordura corporal, e, se consumirmos menos, iremos queimá-las. Apesar de fazer sentido para a maioria das pessoas, essa teoria não se aplica na prática, uma vez que diversos estudos têm demonstrado que certos alimentos geram mais acúmulo de gordura corporal do que outros, assim como o aumento ou a diminuição de massa muscular ocorre consumindo a mesma quantidade de calorias. O consumo de carboidratos de alta carga glicêmica, principalmente o açúcar e os grãos (trigo, arroz, aveia), resulta em acúmulo de gordura corporal. O que não acontece com o consumo de alimentos naturais como abacate, azeite de oliva, óleo de coco, verduras, carnes e ovos, que podem ser consumidos em quantidades extremamente altas sem gerar acúmulo de gordura acima do que nosso corpo precisa para sobreviver – que é em quantidade muito menor que os níveis da maioria das sociedades civilizadas.

Há diversas explicações para esse fenômeno. Segundo garantem pesquisadores como Gary Taubes e o endocrinologista Robert Lustig, o acúmulo de gordura corporal não é causado pelo excesso de calorias em si, mas pelo consumo de carboidratos de alta carga glicêmica. Muitos endocrinologistas e pesquisadores do metabolismo atualmente acreditam que o acúmulo de gordura corporal e a obesidade são causados por defeitos na regulação do metabolismo gerados pelo consumo de carboidratos de alto valor de recompensa, um termo chamado "palatividade". É a alta carga glicêmica desses carboidratos que geram um grande aumento nos níveis de glicose sanguíneos após serem consumidos. Os pesquisadores acreditam que o acúmulo de gordura corporal é causado por deficiências na distribuição de calorias, e não por um maior consumo de calorias, como a sociedade foi condicionada a acreditar. Os doutores Jules Hirsch e Rudy Leibel conduziram vários estudos com animais alimentados em excesso, porém com carência de calorias. Foi demonstrado, então, que o acúmulo de gordura corporal é regulado biologicamente, sem ser resultado passivo do consumo voluntário de alimentos e da vontade de se exercitar ou não. Esses especialistas acreditam na ideia de que a alteração no sistema regulatório de gordura corporal é a responsável pelo acúmulo de gordura corporal, e não a quantidade de calorias consumidas. O fenômeno de "não ganho de peso", quando indivíduos consomem calorias em excesso, é confirmado em milhares de depoimentos de pessoas que adotam a dieta dos nossos ancestrais, consumindo calorias de alimentos naturais como carnes, ovos, verduras e óleos saudáveis em abundância. Ao contrário de alimentos naturais, os grãos (como trigo e arroz) e os alimentos processados geram o acúmulo de gordura mesmo se consumidos em quantidades modestas.

A *teoria da palatividade*, de Stephan Guyenet, é uma excelente hipótese para o acúmulo de gordura corporal, que vem sido estudada por muitos pesquisadores do metabolismo atualmente. Guyenet é pesquisador e estuda a neurobiologia da regulação da gordura corporal. Os principais fatores que geram o acúmulo de gordura corporal são aqueles ligados à desregulação de hormônios essenciais para manter a homeostase (equilíbrio do organismo), como a leptina. Segundo Guyenet, quando consumimos alimentos que possuem alta "palatividade", ou seja, que geram maior recompensa em áreas cerebrais responsáveis pelo prazer ao ingerir alimentos, sentimos grande satisfação, e, com o tempo, desenvolvemos certa dependência neural desses alimentos. Quando eles são consumidos regularmente, os neurônios em áreas determinadas do cérebro tornam-se dependentes desses alimentos de alta "palatividade" para funcionar com o mesmo nível de eficiência que antes. Alguns estudos têm demonstrado que certas pessoas são mais suscetíveis ao consumo desses tipos de alimentos e a se tornarem viciadas.

Incluem-se aí os alimentos processados, para os quais a indústria de alimentos vem desenvolvendo substâncias químicas artificiais que alteram o seu gosto com o objetivo de aumentar a "palatividade" deles. Esses alimentos normalmente são ricos em farinha de trigo, gorduras trans (vegetal, semi-hidrogenada), açúcar e gorduras em geral. Tal combinação gera efeitos em áreas cerebrais responsáveis por causar prazer imediato, o que faz com que as pessoas se tornem quimicamente viciadas neles, consumindo-os cada vez mais – literalmente como uma droga. Alimentos como açúcar e grãos (trigo, arroz, milho) possuem alta "palatividade", pois, por serem processados, não estamos, como espécie, adaptados geneticamente a consumi-los. Assim, eles agem como um estímulo grande demais, fazendo com que o cérebro produza hormônios de forma irregular. O cérebro muda seu ponto de referência sobre a quantidade de alimentos de alta "palatividade" que precisamos consumir para nos sentirmos satisfeitos, ou seja, precisamos comer mais e mais.

Os tecidos de gordura (adiposos) de nosso corpo secretam leptina, o que permite que eles mantenham comunicação direta com o cérebro. Essa via de comunicação possibilita que os sinais de leptina sejam enviados dos tecidos de gordura ao cérebro como aviso de que já possuem quantidade suficiente de gordura. Assim, o cérebro produz mais leptina para nos sentirmos saciados e não comermos mais. Alimentos de alta "palatividade" fazem com que os neurotransmissores (dopamina)[**] sejam produzidos em quantidades altas no hipotálamo. Com isso, o organismo diminui a produção de enzimas que regulam as vias metabólicas de reações químicas desta área do cérebro que possuem ligações diretas com os tecidos de gordura, o que gera o aumento da fome e o acúmulo de gordura

---

[**] Esses neurotransmissores atuam em regiões específicas do hipotálamo, regulando as funções corporais de homeostase (equilíbrio corporal) como fome e temperatura.

corporal. Para piorar a situação, com o tempo o corpo necessita que sejam acumuladas quantidades cada vez maiores de gordura corporal para que o cérebro produza o volume necessário de leptina que nos proporciona saciedade e nos faz parar de comer, tornando o cérebro cada vez mais viciado em altos níveis de gordura corporal.

A *teoria da palatividade* sugere que, ao aumentarmos o consumo de alimentos de alta carga glicêmica e alta palatividade – como grãos (trigo, arroz etc.) e alimentos processados –, isso causará ganho de gordura corporal, pois circuitos cerebrais do hipotálamo, que percebem o valor de recompensa dos alimentos de alta "palatividade", estão ligados a circuitos que controlam o apetite e o acúmulo de gordura corporal. Ela também sugere que diferenças genéticas em circuitos cerebrais responsáveis pela regulação metabólica e queima de gordura influenciam a regulação desse mecanismo, ou seja, algumas pessoas têm tendência maior a engordar, pois ganham mais peso consumindo alimentos de alta "palatividade" que outras pessoas. Um fato inquestionável é que, de alguma maneira, ao consumirmos alimentos de alta "palatividade" – de alta carga glicêmica como açúcar e grãos (trigo, arroz, aveia) –, o organismo produz enzimas que regulam as vias metabólicas de reações químicas, resultando no acúmulo de gordura corporal. E isso tem sido comprovado por diversos estudos que relacionam o consumo desses alimentos a um maior consumo calórico e acúmulo de gordura corporal.

## Impacto do consumo de grãos no desenvolvimento da síndrome metabólica

Muitos estudos têm mostrado que, quanto mais açúcar ou grãos (trigo integral, arroz e milho) ingerimos, mais o corpo perde a capacidade de regular de forma efetiva hormônios responsáveis pelo controle do apetite e o ganho de peso. Os grãos, junto com o açúcar, são os principais causadores de obesidade.

Quando consumimos arroz, barrinhas de cereais, pães, macarrão e milho, a quantidade de glicose (açúcar) que entra na corrente sanguínea é muito maior e mais rápida do que a de outros alimentos, como os vegetais e as carnes. Na ingestão de vegetais e carnes, a conversão desses alimentos em glicose sanguínea é muito lenta, a ponto de gerar variações mínimas no nível de glicose. Como consequência, os níveis hormonais mantêm-se em quantidades ótimas, ou seja, saudáveis, as quais estamos biologicamente adaptados a produzir, e que não irão comprometer a saúde dos órgãos em longo prazo.

A obesidade é uma questão hormonal. Ela é causada por enzimas que regulam vias metabólicas de reações químicas cerebrais que, por sua vez, possuem ligações diretas com os tecidos de gordura – aqueles que o corpo humano produz em resposta à ingestão de determinados alimentos e não à quantidade de calorias ingeridas.

O conceito de calorias é praticamente inútil para nós. Ele foi criado recentemente, após a Segunda Guerra Mundial, pela Associação Médica dos Estados Unidos, tendo como base a teoria falsa de que, quanto mais calorias consumimos, mais engordamos. Essa teoria vai de encontro às de cientistas austríacos e de outras nacionalidades europeias, que eram a norma antes da Segunda Guerra Mundial. As autoridades nutricionais e médicas americanas fecham suas portas para alguns estudos científicos e observacionais em que o consumo de alimentos produz uma taxa de gasto de energia, que varia de acordo com os alimentos que são consumidos, o que significa que o consumo de alimentos derivados de animais proporciona uma vantagem metabólica. Em outras palavras, a obesidade não é causada por excesso de calorias, ou por apetite pervertido, mas, sim, por reações químicas desencadeadas pelo consumo de determinados alimentos.

Já foi provado cientificamente que hormônios como a leptina são responsáveis pelo aumento de gordura corporal, e, ainda assim, continuamos a ser instruídos erroneamente por autoridades nutricionais ou médicas sem conhecimento sobre o que de fato gera o acúmulo de gordura, apenas seguindo recomendações das autoridades americanas. (Dá para notar o belo trabalho que estão fazendo por lá!)

Gostaria que o leitor mantivesse algumas dessas informações em mente, porque o sucesso em adotar a dieta dos nossos ancestrais (dieta próxima do que foi consumido durante 99,9% do período de nossa evolução genética como espécie, há mais de 2 milhões de anos) depende da compreensão de que o consumo de alimentos não naturais à genética humana é realmente o responsável pelo acúmulo de gorduras em nosso corpo. Esse ganho de peso é, então, produzido ao consumirmos grãos (arroz, pães, massas e milho) ou açúcar, e não pelas calorias de vegetais ou gorduras que estamos ingerindo. De fato, como diversos estudos independentes têm comprovado, quanto mais gorduras consumimos (saturadas e monoinsaturadas), maior o potencial para emagrecermos, uma vez que nos sentimos mais saciados e não as substituímos por carboidratos nocivos (grãos processados).

Depoimentos de milhares de pessoas que seguem a dieta dos nossos ancestrais e se curaram de diversas doenças estão disponíveis na internet, em diversos *sites* americanos que promovem a adoção da dieta e do estilo de vida de nossos ancestrais. No Brasil, existem alguns blogs (como o meu: <primalbrasil.com.br>) que promovem esse estilo de vida. Porém, eles ainda são relativamente recentes, uma vez que, em nosso país, ainda existe certa relutância ou falta de interesse das autoridades nutricionais e médicas e pouca atenção das mídias para pesquisas paleoantropológicas sobre a alimentação dos nossos ancestrais e para estudos observacionais que deveriam servir como um guia de estudo para a nutrição. Milhares de pesquisas já foram conduzidas nos Estados Unidos comprovando a superioridade da dieta dos nossos ancestrais. Esses estudos deveriam ser usados por autoridades brasileiras como base para a melhoria da saúde pública – tanto por parte do Ministério da Saúde quanto para o desenvolvimento de novas linhas de pesquisa para a formação de profissionais de nutrição e médicos em universidades brasileiras.

## Comodismo cultural quanto à crença do suposto "benefício nutricional" dos grãos

A maioria das pessoas é bombardeada por anúncios de venda de produtos derivados de grãos, os quais não estamos geneticamente adaptados a consumir como espécie, o que os fazem não saudáveis. Esses alimentos clichês geralmente são a aveia, arroz integral, germe de trigo, pão integral, barrinhas de cereais etc. (com exceção de linhaça moída e gergelim). O público em geral foi convencido pela indústria de "alimentos naturais" de que precisa desses alimentos, de tal forma que não consegue imaginar uma dieta sem esses produtos e prefere acreditar nessas falsas autoridades nutricionais que os recomendam. Um dos motivos pelos quais as pessoas, entre elas os médicos e nutricionistas, adoram os grãos e se convenceram de que esses alimentos são importantes é, provavelmente, sua conformidade aos padrões de alimentação da sociedade atual, o que em grande parte determina o que as pessoas, incluindo os "especialistas", se acostumaram culturalmente a consumir ao longo de suas vidas. Essa hipótese estudada e sustentada por diversos pesquisadores sociais é denominada "comodismo". O "comodismo" não impede que estudos sérios sejam conduzidos ou publicados a respeito do efeito nocivo desses alimentos no Brasil, mas tais estudos são negligenciados por órgãos de saúde pública e por associações médicas. Nos Estados Unidos não é diferente, porém já existem diversas entidades independentes comprovando esse fato, como o Instituto Atkins.

## Capítulo 7
# O perigo das dietas ricas em carboidratos de alta carga glicêmica

As dietas ricas em carboidratos de alto índice glicêmico aumentam os riscos de doenças cardíacas, como a arteriosclerose, por exemplo, uma doença degenerativa inflamatória que é caracterizada pelo entupimento dos vasos sanguíneos devido à formação de lipídios e tecidos fibrosos que se formam na parede dos vasos. Esses lipídios e tecidos fibrosos podem crescer a ponto de causar a diminuição do diâmetro do vaso sanguíneo, podendo chegar a uma obstrução total. A arteriosclerose, apesar de ter contribuições genéticas, pode ser inteiramente controlada por meio da dieta e adoção de hábitos de vida saudáveis. Sua ocorrência em mais de 50% da população adulta mundial vem crescendo progressivamente nas últimas décadas, assim como o aumento contínuo de carboidratos de alto índice glicêmico como os grãos (trigo, arroz, milho etc.) e o açúcar, que estão fortemente relacionados ao aumento dessa e de outras doenças, levando à hipertensão, aumento do colesterol LDL, triglicérides, níveis altos de glicose sanguínea, diminuição do colesterol HDL ("bom") etc.

As doenças cardiovasculares são as responsáveis pelo maior número de mortes nos países desenvolvidos, e, infelizmente, isso ocorre devido a políticas econômicas precárias, mal estabelecidas e sem fundamento científico, que demandam elevados custos para o governo. Em 2003, 69% dos óbitos bem definidos no

Brasil foram causados por doenças crônicas não transmissíveis, das quais 32% eram cardiovasculares, o que poderia ser reduzido drasticamente se fossem adotadas medidas mais realistas e baseadas em dados científicos sólidos. Isso demandaria programas de incentivo ao consumo de alimentos saudáveis junto com a adoção de hábitos benéficos para a saúde, como a atividade física, que por si só já promovem a saúde humana, independentemente do desenvolvimento farmacológico, que, em geral, só serve como medida paliativa para aliviar sintomas causados por doenças que seriam facilmente tratadas pela alimentação.

Nos últimos 30 anos, como já foi visto, fomos ensinados pela FDA que carboidratos de alto índice glicêmico são, além de essenciais à saúde, a base da pirâmide alimentar de qualquer pessoa. Como inúmeras pesquisas epidemiológicas e experimentais indicam, nada pode estar tão longe da verdade. Fomos condicionados a acreditar que a gordura faz mal à saúde, porém cada vez mais as pesquisas, a mídia e a "sabedoria popular" vêm desacreditando essa ideia, com a emergência de produtos ricos em gordura saturada e monoinsaturada – dos quais o óleo de coco (95% gordura saturada), o abacate, o azeite de oliva e as nozes são os mais famosos.

Essa nova tendência não é nada mais que uma volta a velhos hábitos de consumo de alimentos, uma vez que nossos avós consumiam quantidades de gordura superiores às nossas, enquanto o nível de doenças cardíacas e casos de câncer eram consideravelmente menores. Nossos ancestrais consumiam gordura abundantemente, e, ainda assim, eram saudáveis. Além disso, evidências arqueológicas e inúmeras pesquisas com populações não civilizadas mostram que é raro o indício de câncer entre populações que consumiam, em média, mais de 30% dos macronutrientes provenientes de gorduras e nenhum carboidrato de alta carga glicêmica.

Um dos indicadores de risco de doenças cardíacas, tirando os níveis de colesterol HDL ("bom"), triglicérides e glicose sanguínea, é o nível de dilatação fluxo-mediada das artérias (*flow mediated dilatation*), sendo a artéria braquial (a principal dos braços) uma das mais estudadas e para a qual os níveis de dilatação representam maior risco em relação a outras artérias. A redução dos riscos de doenças cardiovasculares e infartos está relacionada à redução da dilatação das artérias, o que faz com que o fluxo sanguíneo destes vasos diminua, impedindo que haja uma boa irrigação que garanta a saúde do coração e dos outros órgãos. Assim, a diminuição da dilatação fluxo-mediada das artérias encurta sua saúde, levando a uma inflamação que pode entupir as artérias.

Um estudo recente reuniu 40 adultos obesos e acima do peso divididos em dois grupos. Eles seguiram dietas diferentes ao longo de 12 semanas: uma delas consistia em altas quantidades de gorduras saturadas e monoinsaturadas com limitações de carboidratos; a outra consistia em carboidratos, tanto de baixo quanto de alto índice glicêmico. Ambas as dietas foram caloricamente restritas – um total de 1.500 calorias diárias. A dilatação fluxo-mediada das artérias foi medida antes e depois do estudo.

Para o grupo que consumiu uma dieta pobre em carboidratos e rica em gorduras, a dilatação fluxo-mediada das artérias aumentou durante e após o período de 12 semanas, o que indica menores riscos de desenvolvimento de doenças cardíacas. O outro grupo, que consumiu uma dieta rica em carboidratos, teve diminuídos os seus níveis de dilatação fluxo-mediada das artérias, aumentando os riscos do desenvolvimento de doenças cardíacas. Outro fato importantíssimo a ser considerado é o de que a dieta pobre em carboidratos diminuiu consideravelmente os níveis de triglicérides sanguíneos, assim como os níveis sanguíneos de insulina, que muitas autoridades médicas consideram um fator de risco. Na dieta rica em carboidratos, apesar de ser caloricamente restrita, não houve diminuição.

Os autores do estudo concluíram que uma dieta rica em carboidratos é prejudicial à saúde dos vasos sanguíneos e aumenta os níveis de triglicérides sanguíneos, portanto eleva os riscos do desenvolvimento de doenças cardíacas.

## Índice glicêmico e carga glicêmica

Recentemente, muitos pesquisadores e nutricionistas têm usado uma referência de consumo de carboidratos baseando-se em uma medida criada por eles que representa quão rapidamente são digeridos alguns alimentos ricos em carboidratos. Caso esses alimentos sejam absorvidos rapidamente pelo sistema digestivo, eles são classificados como *de alto índice glicêmico*, que causam um rápido aumento nos níveis de glicose sanguíneos, o que faz com que as vias metabólicas ajam de forma a desregular os hormônios que controlam o apetite e o acúmulo de gordura corporal. A ingestão em excesso desses alimentos está diretamente relacionada ao desenvolvimento da síndrome metabólica e a diversas outras doenças como diabetes, doenças cardiovasculares e câncer.

Não obstante, o índice glicêmico de determinado alimento é independente de seu número total de carboidratos, mas, ainda assim, depende da mesma quantidade de carboidratos de alimentos diferentes. Essa medida foi criada com o objetivo de representar o aumento da glicose sanguínea após 2 horas de ingestão de uma porção de um alimento específico que contenha 50 g de carboidrato, por exemplo, em relação à mesma quantidade de carboidrato de um alimento de referência, normalmente o pão (IG 100).

## Carga glicêmica de um alimento

A tabela de índice glicêmico foi criada pelo Dr. David Jenkins, da Universidade de Toronto, em 1981. O fato de o índice glicêmico comparar quantidades iguais de carboidratos entre alimentos de, normalmente, 50 g foi, nas últimas décadas, criticado por alguns cientistas, pois não avalia precisamente a resposta glicêmica no sangue (quantidade de glicose que vai para o sangue após a digestão de determinado alimento).

Em 1997, alguns cientistas de Harvard criaram uma nova unidade de medida chamada *carga glicêmica*, que tornou possível uma comparação mais precisa e verdadeira entre os alimentos.

Esses cientistas descobriram que não fazia muito sentido comparar a resposta dos alimentos com base na sua quantidade de carboidrato, pois alguns alimentos contêm mais concentração de carboidratos do que outros. Isso tornou necessário o consumo de uma maior quantidade (kg) de um alimento menos caloricamente denso para conter a mesma quantidade de carboidratos de um alimento menos denso. Por exemplo, 75 g de pão integral, que equivalem a três fatias aproximadamente, contêm 33 g de carboidratos, enquanto 500 g de melancia contêm 33 g de carboidratos. Portanto, devido à grande quantidade de água contida na melancia (90%), ao consumirmos 500 g desse alimento, a resposta glicêmica em nosso sangue será muito menor do que a resposta glicêmica do pão integral, aproximadamente 7 vezes mais concentrado que a melancia. Assim, a melancia tem uma carga glicêmica muito menor que a do pão integral, gerando, por esse motivo, menos acúmulo de gordura corporal, apesar de ter o índice glicêmico quase tão alto quanto o do pão integral. Não obstante, muitos concordariam que é difícil alguém consumir 500 g de melancia por vontade própria, ou sem passar mal!

A carga glicêmica de alimentos é calculada da seguinte forma:

*Carga glicêmica do alimento = (índice glicêmico × carboidrato disponível na porção)*

Em outras palavras, quanto maior o número de carboidratos de uma porção de determinado alimento, maior a carga glicêmica, o que torna possível um alimento de alto índice glicêmico ter alta carga glicêmica ou não – dependendo da quantidade de carboidratos concentrados na mesma porção, que pode ser maior, como no pão, ou menor, como na melancia.

Fatores como a quantidade de fibra ou água de um alimento determinam sua carga glicêmica. Os alimentos tendem a ter carga glicêmica menor quando têm mais água e fibras (como os vegetais e as frutas). Para os grãos e farinhas é o contrário: eles têm carga glicêmica maior por serem mais concentrados, ou seja, por possuírem mais carboidratos e calorias por grama.

Exemplos:
1. 50 g de pão integral (2 fatias) contêm:

   22 g de carboidratos × 4 = 88 calorias de carboidratos.

   Este é um alimento de alta carga glicêmica, portanto não deve ser consumido, ou deve ser consumido em pequenas quantidades para diminuir a carga glicêmica da porção. Muitos cientistas sugerem menos de 1 fatia por refeição.

2. 50 g de abobrinha contêm:

   9 g de carboidratos × 4 = 36 calorias de carboidratos.

   Este é um alimento de baixa carga glicêmica, portanto pode ser consumido em grandes quantidades.

Tubérculos como batata-doce, inhame e mandioquinha e grãos como o feijão, grão-de-bico e lentilha possuem média carga glicêmica, portanto podem ser consumidos moderadamente, ou em quantidades mais elevadas durante todo o dia, mas não se deve consumir quantidades exageradas por refeição.

## Carga glicêmica de uma refeição

Quando consumimos grandes quantidades de alimentos de *alta carga glicêmica* em uma mesma refeição, aumentamos sua carga glicêmica. Assim, quanto mais alimentos consumimos de alta carga glicêmica em uma refeição, maior é o aumento de glicose no sangue, o que gera mais acúmulo de gordura corporal. Não obstante, quando consumimos muitos alimentos de *alto índice glicêmico* em uma mesma refeição, também aumentamos sua carga glicêmica, devido ao acúmulo de carboidratos de alto índice glicêmico. Com isso, também a quantidade de glicose sanguínea aumenta e se acumula, apesar de não aumentar tão rapidamente quanto uma refeição cheia de alimentos de alta carga glicêmica.

**Tabela 7.1** Tabela de índice e carga glicêmica de alimentos refinados e não refinados (porções de 100 g)

| Alimentos ocidentais refinados | | | Alimentos de culturas tradicionais, não civilizadas | | |
|---|---|---|---|---|---|
| Alimentos | Índice glicêmico | Carga glicêmica | Alimentos | Índice glicêmico | Carga glicêmica |
| Cereal de arroz | 88 | 77,3 | Batata assada | 85 | 18,4 |
| Cereal de milho | 84 | 72,7 | Vagem | 79 | 15,5 |
| Bolinho de arroz | 82 | 66,9 | Cuscuz marroquino | 65 | 15,1 |
| Açúcar de mesa | 65 | 64,9 | Batata-doce | 54 | 13,1 |
| Cereal de trigo | 69 | 57 | Arroz preto | 55 | 12,6 |
| Cereal tipo "cheerios"* | 74 | 54,2 | Banana | 53 | 12,1 |
| Biscoito de milho | 73 | 46,3 | Inhame | 55 | 11,5 |
| Biscoito de trigo | 64 | 41,9 | Grão-de-bico | 33 | 9 |
| Porção de granola | 61 | 39,3 | Abacaxi | 66 | 8,2 |
| Bolo de trigo | 67 | 38,7 | Uvas | 43 | 7,7 |
| Donut | 76 | 37,4 | Kiwi | 52 | 7,4 |
| Pão branco | 70 | 34,7 | Cenoura | 71 | 7,2 |
| Waffles | 76 | 34,2 | Beterraba | 64 | 6,3 |
| Barra de cereal de trigo | 42 | 32,5 | Feijão vermelho | 27 | 6,2 |
| Pão integral de trigo | 69 | 32,8 | Lentilha | 29 | 5,8 |
| Croissant | 67 | 31,2 | Pera | 28 | 3,1 |

Essa tabela completa pode ser visualizada no *site* <primalbrasil.com.br>, em português, ou em <www.glycemicindex.com>, o original em inglês.

---

\* Muito consumido nos Estados Unidos, esse cereal é normalmente feito de aveia.

É preciso ter em mente que, para limitarmos o acúmulo de gordura corporal e reduzirmos nossas chances de desenvolver doenças como a síndrome metabólica, diabetes e câncer, devemos limitar principalmente nosso consumo de alimentos de alta carga glicêmica, além de consumir moderadamente alimentos saudáveis de baixo índice glicêmico. Ainda assim, é importante notar que carnes, peixes e gorduras saudáveis podem ser consumidos à vontade, pois não contêm carboidratos, e, portanto, causam um impacto mínimo nos níveis de glicose sanguíneos. Ao consumi-los, nosso corpo produz um leve acúmulo de gordura corporal, não abdominal ou visceral, o necessário para que o organismo tenha suficientes reservas de energia para um ótimo funcionamento e para a sobrevivência de nossa espécie – como tem ocorrido durante milhares de anos de evolução.

## Relação entre o consumo de carboidratos de alto índice glicêmico e alta carga glicêmica e o câncer de mama

Estudos conduzidos nesta última década têm relacionado a carga glicêmica de determinados alimentos com um aumento substancialmente maior nos níveis de glicose sanguíneos se comparado a alimentos de alto índice glicêmico, porém baixa carga glicêmica. É importante notar que o nível de elevação glicêmica decorrente da ingestão de determinado alimento varia muito de indivíduo para indivíduo. Algumas pessoas podem consumir carboidratos de alto índice glicêmico e média carga glicêmica e se manterem magras e saudáveis, enquanto outras, ao consumirem carboidratos de alto índice glicêmico, inevitavelmente ganharão peso. Para essas pessoas, é de extrema importância que se mantenham dentro do padrão de alimentação tradicional das civilizações isoladas, ou de nossos ancestrais, para que se mantenham magras e diminuam o risco de desenvolver doenças.

Algumas pesquisas têm avaliado especificamente o impacto do consumo de carboidratos de alto e de baixo índice glicêmico em alguns marcadores de saúde. Mais recentemente, uma pesquisa analisou dois grupos: o primeiro consumiu uma dieta rica em carboidratos de alto índice glicêmico, porém baixa carga glicêmica, enquanto o segundo consumia uma dieta com alta carga glicêmica e alto índice glicêmico. Esse estudo mostrou que alimentos ricos em carboidratos de alto índice glicêmico e alta carga glicêmica podem, sim, aumentar o risco de câncer.

Nesse estudo, mais de 61 mil mulheres foram observadas por um período de 17 anos. Concluiu-se daí que dietas com alta carga glicêmica foram associadas a um aumento do risco de câncer de mama, enquanto dietas com carboidratos de alto índice glicêmico, porém média carga glicêmica, não tiveram qualquer associação.

Outro estudo, porém, comprovou que a ingestão de carboidratos de alto índice glicêmico também está associada ao câncer de mama, apesar de ter um risco significativamente menor. Nesse estudo, o consumo de dietas ricas em alimentos de alto índice glicêmico contribuiu para o aumento de 44% da incidência de câncer de mama, enquanto as dietas com carboidratos de alta carga glicêmica causaram um aumento de 81% da incidência de câncer de mama. O câncer, em geral, depende da produção exagerada de certos hormônios como o estrogênio e a progesterona. Baseando-se nos resultados dessa pesquisa, os estudiosos descobriram que os cânceres que expressam receptores de estrogênio – como o de mama – são influenciados em grande parte pelo consumo de carboidratos de alto índice glicêmico e de alta carga glicêmica.

O padrão de alimentação atual promovido por autoridades médicas e nutricionistas ainda é distante de inúmeras pesquisas que comprovam os malefícios de uma dieta rica em carboidratos de alta carga glicêmica. No entanto, nos últimos anos, a mídia e a comunidade médica têm se mostrado consideravelmente mais receptíveis à ideia de que consumir carboidratos de alta carga glicêmica é prejudicial à saúde, juntamente com o fato de que gorduras monoinsaturadas "boas" são saudáveis, pois aumentam os níveis do colesterol HDL (o colesterol "bom"), o principal indicador de risco de doenças cardíacas. Isso acontece obviamente por motivos culturais, pois qual nutricionista ousaria criticar o pãozinho do café da manhã e o arroz do almoço de todo brasileiro? Algo assim seria uma quebra de paradigma cultural que está além da nossa capacidade de mudança, que, não obstante, é influenciada em grande parte pelas novas tendências de mercado, as quais atualmente não são promissoras do ponto de vista nutricional (alguns exemplos são as barrinhas de cereal integral e os *fast-foods*), assim como pelo consumo de alimentos de alta carga glicêmica. Com sorte, viveremos em uma época em que afirmações como essas serão óbvias e aceitas sem preconceito pela maioria das pessoas. Ajuda muito o fato de nutricionistas já estarem aceitando esse fato, fazendo, possivelmente, com que honremos o tão chamado *século da saúde*.

# Capítulo 8

# Os benefícios das gorduras boas e da redução de carboidratos refinados

Muitas pessoas atualmente acreditam que os motivos do aumento da obesidade, diabetes, doenças cardiovasculares e câncer nos Estados Unidos são o aumento do consumo de *fast-food*, de alimentos fritos e processados e muita gordura – tudo aliado à diminuição da prática de atividades físicas. Em parte, as pessoas estão corretas. O consumo maior de alimentos processados está realmente contribuindo para o aumento da obesidade e de uma série de outras doenças na população americana. No entanto, a prática de atividade física da população em geral tem aumentado, o que poucos sabem. Com essa informação, é possível que muitas pessoas estejam pensando agora que, então, é só o aumento do consumo de alimentos processados, açúcar e gordura o causador de todos os males. Antes de chegar a alguma conclusão, porém, vamos mais adiante dar uma olhada no que as pesquisas controladas com seres humanos nos indicam.

Nos últimos 30 anos, os americanos têm sido bombardeados por propagandas do governo que falam sobre os benefícios de uma dieta rica em carboidratos de alto índice glicêmico, como macarrão, cereais integrais, arroz, pão etc.

O resultado dessas recomendações é criticado por um artigo publicado no *Journal of Nutrition*, um jornal científico sobre nutrição; tal artigo nos chama a atenção para o fato de o padrão de recomendação atual promovido pela FDA – incluindo os padrões da Dietary Guidelines for Americans (DGA, "Guia de Nutrição para os Americanos") – ter, nos últimos 30 anos, consistentemente insistido para que os americanos aumentassem o consumo de carboidratos e reduzissem o consumo de gorduras. E funcionou. O consumo de carboidratos durante esse período passou a constituir a maior parte das calorias consumidas pelos americanos, principalmente vindas de pães, massas, arroz, açúcar e todos os demais carboidratos de alto índice glicêmico – aqueles que constituem a base da pirâmide alimentar do governo americano e que, comprovadamente, causam acúmulo de gordura corporal. Como consequência, o aumento de diabetes tipo 2 e de obesidade foi dramático nesse período.

Quanto ao fato de os americanos estarem se exercitando menos, os dados indicam o contrário: eles passaram a se exercitar mais.

Os autores desses artigos, assim como diversos cientistas renomeados, concluem que seguir a "sabedoria convencional" dos últimos 30 anos, criada por meio da propaganda do governo, que promove uma dieta rica em carboidratos de alto índice glicêmico e pobre em gorduras, gera um aumento nos níveis de doenças crônicas, obesidade e diabetes. Essas recomendações nunca foram baseadas em evidências boas, mas, pelo contrário, foram criadas por advogados do governo em meados dos anos 1970 a fim de promover carboidratos de alto índice glicêmico para que as indústrias da agricultura subsidiadas pelo governo crescessem juntamente com o governo. Temos milhares de evidências epidemiológicas (estudos com populações) e estudos controlados que comprovam que tais recomendações não funcionam e que geram um impacto negativo à saúde. A crítica feita pelo *Journal of Nutrition* nos leva a crer que as recomendações governamentais não são baseadas em fundamentos concretos nem científicos, mas, na verdade, são ineficientes.

A seguir vamos dar uma olhada no que as pesquisas controladas feitas com seres humanos nas últimas décadas vêm nos dizendo sobre o consumo de gorduras e carboidratos de alto índice glicêmico.

## Consumo de carboidratos e o aumento de câncer

Ao longo dos últimos anos, acumularam-se muitas evidências, segundo as quais, por meio da redução do consumo de carboidratos, principalmente os de alto índice glicêmico, é possível impedir ou atrasar o crescimento de tumores malignos, e, em muitos casos, diminuir a proliferação de células cancerígenas já existentes. Klement et al., em seu artigo mais recente, argumentam que os níveis de câncer entre tribos indígenas ao longo do mundo são extremamente raros. A maior parte das calorias consumidas por essas tribos é proveniente de gorduras, e praticamente não há ingestão de carboidratos com alta carga glicêmica, uma vez que só os alimentos e grãos produzidos pela agricultura e refinados é que possuem alta carga glicêmica. Essa hipótese é suportada pela associação entre os altos níveis de doenças crônicas, como a síndrome metabólica, e o risco do desenvolvimento de câncer.

A síndrome metabólica, como vimos no Capítulo 6, é gerada por meio do consumo de alimentos de alta carga glicêmica como o açúcar e os grãos, que geram acúmulo de gordura abdominal e visceral.

Em seu artigo, Klement et al. argumentam que, para as células cancerígenas crescerem, ao contrário das células normais, é preciso que elas se alimentem da constante disponibilidade de glicose sanguínea para as demandas de biomassa, incapaz de metabolizar quantidades suficiente de ácidos graxos, devido à disfunção das mitocôndrias. Também argumentam que altos índices do hormônio insulina gerados pelo consumo constante de carboidratos de alta carga glicêmica – consumo promovido pelo governo – podem impulsionar diretamente o crescimento de células cancerígenas, pela via dos sinais de insulina. Eles discutem ainda que a maioria dos pacientes com câncer exibe um metabolismo de glicose alterado, que é gerado pela resistência à insulina, ocorrido em razão do consumo de alimentos com alta carga glicêmica, e que as células cancerígenas podem morrer ou ser impedidas de se proliferar pelo consumo de gordura e proteínas.

Conclui-se daí, resumidamente, que:

1. Uma dieta com baixo teor de carboidratos (cetogênica) retarda o crescimento do câncer, ou até mata suas células, pois não proporciona seu alimento (glicose sanguínea).
2. Células cancerígenas se alimentam preferencialmente de glicose sanguínea (aumentada com o consumo de carboidratos de alta carga glicemia).
3. Uma dieta com baixo teor de carboidratos de alta carga glicêmica reduz os níveis de inflamação, que, acreditam os cientistas, é um fator de risco para o desenvolvimento do câncer.

## Dietas ricas em gordura e o emagrecimento

Em um estudo apresentado em encontro científico em Boston, 69 homens e mulheres acima do peso foram colocados em uma dieta controlada, por oito semanas, com o objetivo de diminuir o peso. Após o período determinado, os participantes foram divididos em dois grupos, cada um sendo alimentado com a mesma quantidade calórica de alimentos, mas com diferentes proporções de macronutrientes (proteína, carboidratos e gordura) por mais oito semanas. O grupo 1 recebeu uma dieta rica em carboidratos, com 27% das calorias provenientes de gorduras, 55% de carboidratos e 18% de proteínas. Para o grupo 2 foi prescrita uma dieta rica em gorduras, com 39% de gordura, 43% de carboidratos e a mesma quantidade de proteínas que o grupo 1 (18%).

Terminado o prazo, o grupo 2, que consumiu uma dieta rica em gorduras, emagreceu 11% a mais em termos de gordura abdominal (gordura visceral – que está relacionada ao desenvolvimento da síndrome metabólica e diabetes tipo 2) do que o grupo 1, que consumiu uma dieta rica em carboidratos.

Eis aí mais uma prova de que uma dieta rica em gorduras leva à perda de gordura corporal, principalmente as gorduras abdominais e localizadas. Evidências científicas como essa, as epidemiológicas (populacionais) e os depoimentos de milhares de norte-americanos que seguem a dieta dos nossos ancestrais, unanimemente, comprovam a superioridade em termos de perda de peso de uma dieta rica em gorduras, o que é completamente oposto ao que a "sabedoria convencional" dos últimos 30 anos tem nos ensinado. Nas últimas décadas, as pesquisas vêm indicando cada vez mais a o potencial emagrecedor das dietas com alto consumo de gorduras e seu potencial em prevenir o desenvolvimento de doenças relacionadas ao acúmulo de gordura abdominal.

Outro estudo conduzido para determinar o impacto da alimentação na função do fígado separou um grupo de homens e mulheres saudáveis e os colocou em uma dieta que consistia no consumo de duas refeições *fast-food* por dia (sanduíches e batata frita) durante quatro semanas; e outro grupo, que não adotou a dieta, foi usado como comparação. No final do período, os indivíduos saudáveis que consumiram *fast-food* engordaram 6,5 kg e a gordura abdominal aumentou de modo significativo. Os níveis de gordura no fígado dos participantes aumentaram consideravelmente (150%) após o término do estudo, e os níveis de enzimas do fígado (alanina aminotransferase) eram cinco vezes maiores do que antes do estudo – o que se caracteriza em termos médicos como indicação de danos no fígado.

Com essa informação, é possível supor que o consumo de *fast-food*, independentemente do perfil dos macronutrientes (carboidratos, proteínas e gorduras), leva ao ganho de peso corporal e abdominal, porém os pesquisadores que conduziram esse estudo não ficaram satisfeitos com os resultados e decidiram pesquisar mais a fundo para saber quais macronutrientes específicos estavam causando esse aumento de gordura corporal. Após conduzirem mais estudos com os participantes, eles descobriram que a subida drástica dos níveis de enzimas do fígado (*alanina aminotransferase*) foi causada pelos carboidratos da dieta, ou neste caso, pelos pães e as batatas fritas – ambos carboidratos com alto índice glicêmico, que as pesquisas têm provado continuamente como sendo os únicos causadores de acúmulo de gordura abdominal (visceral), enquanto a gordura e as proteínas contribuem para a perda de gordura abdominal.

O problema do acúmulo de gordura abdominal (visceral), como já demonstramos em capítulos anteriores, está relacionado ao desenvolvimento da síndrome metabólica, que, igualmente, tem sido relacionada ao desenvolvimento de inúmeras doenças, como diabetes, doenças cardíacas e câncer.

Outro medidor atribuído por meio de pesquisas como tendo um papel fundamental no desenvolvimento de doenças cardíacas são os triglicérides, um tipo de gordura que circula na corrente sanguínea. Os triglicérides são produzidos no fígado em resposta ao consumo de carboidratos de alta carga glicêmica, o que faz com que aumente o nível de absorção de gorduras pelas células, gerando, então, acúmulo de gordura corporal. O consumo de carboidratos de alta carga glicêmica como pães, massas, arroz e milho faz com que o fígado produza gordura visceral que se acumula e torna o fígado gordo. Isso, em longo prazo, pode causar inflamação (esteato-hepatite), fibrose e, consequentemente, cirrose hepática. Uma vez que os níveis de triglicérides, assim como os baixos níveis de colesterol HDL (bom), são um dos melhores previsores do risco de desenvolvimento de doenças cardíacas e existe uma clara ligação entre o acúmulo de gordura abdominal (visceral) e o desenvolvimento de doenças cardíacas, é extremamente importante que reduzamos o consumo de alimentos de alta carga glicêmica.

Mais uma vez, as pesquisas indicam claramente a ligação entre o consumo de carboidratos de alta carga glicêmica no desenvolvimento de doenças cardíacas. Os carboidratos de alta carga glicêmica mais estudados para obter essa relação são os grãos (arroz, trigo e milho) e o açúcar.

Um estudo foi conduzido para avaliar o impacto de uma dieta rica em gordura na perda de gordura corporal e sua relação com o impacto de uma dieta rica em carboidratos, mas com restrição calórica. Nesse estudo, 18 adultos obesos, com idade média de 35 anos, foram colocados em dietas diferentes por um período de duas semanas, sendo que metade deles consumiu alimentos de origem animal ricos em gordura em quantidades ilimitadas, mas com quantidades limitadas de carboidratos; ao mesmo tempo, a outra metade foi submetida a uma dieta rica em carboidratos, mas restrita a 1.200 e 1.500 calorias por dia.

O grupo das calorias ilimitadas por meio de gorduras emagreceu 4,6 kg, enquanto o grupo da dieta restrita caloricamente emagreceu os mesmos 4 kg. No entanto, o grupo que consumiu gorduras perdeu, em média, 55% de gordura abdominal (visceral), enquanto o grupo da dieta caloricamente restrita perdeu em média 28%.

Uma vez que os níveis de gordura abdominal (visceral) são os principais responsáveis pelo desenvolvimento de doenças cardíacas, diabetes e câncer relacionado à disfunção renal, é possível afirmar que uma dieta rica em gorduras e pobre em carboidratos é certamente a mais eficaz para prevenir o desenvolvimento dessas doenças. Não obstante, é importante considerar também que essas dietas, comprovadamente, são mais fáceis de seguir em longo prazo se comparadas às dietas caloricamente restritas, que levam as pessoas a desistir delas por não as saciarem o suficiente, não permitindo que haja reações químicas necessárias para a produção de hormônios que regulam o humor e a saciedade. Além disso, as dietas caloricamente restritas não fornecem nutrientes suficientes para a manutenção da saúde, podendo, em longo e médio prazos, levar ao desenvolvimento de doenças.

### Dieta rica em gorduras promove saciedade

Em um estudo belga conduzido recentemente, foi examinada a interação entre o consumo de gorduras e a emoção. Participantes foram induzidos a certas sensações de tristeza, e, em seguida, foi dada uma infusão intragástrica de ácidos de gordura. Descobriu-se, então, uma relação entre a infusão dos ácidos graxos no estômago dos participantes e o aumento de sensações de bem-estar e saciedade. Houve, ainda, um grande aumento de atividade neural em áreas responsáveis pelo prazer relacionado à ingestão de alimentos, o que explica a diminuição de sensações de tristeza em níveis neurais e comportamentais. Essa descoberta aumenta nosso entendimento da relação entre emoções e o consumo de alimentos ricos em gordura, o que pode explicar, em certo grau, por que comemos quando estamos deprimidos, e, em parte, por que não nos sentimos saciados se não consumirmos gordura suficiente em nossas refeições.

## Estudo comprova que a dieta dos nossos ancestrais gera perda de peso, redução de triglicérides e melhora do colesterol

Um estudo publicado no *Cardiovascular Diabetology*, em 2009, analisou um grupo de 13 homens e mulheres com diabetes do tipo 2 que adotaram dois tipos de dieta em períodos diferentes, por três meses cada.

Uma das dietas era rica em carboidratos, incluindo carboidratos de alto índice glicêmico como cereais integrais, pães integrais e batatas, juntamente com carboidratos saudáveis de baixa carga glicêmica como vegetais, frutas e alguns tubérculos. Os carboidratos corresponderam a 51% da dieta, enquanto os níveis de gordura corresponderam a 24%, e de proteína, 25%. Essa dieta foi montada por médicos com a intenção de melhorar os medidores sanguíneos dos participantes diabéticos.

A outra, também consumida pelo mesmo grupo de pessoas, contava com menos carboidratos, e destes, 43% eram carboidratos de baixo índice glicêmico – os mesmos de populações não civilizadas e que nossos ancestrais consumiam entre cerca de 7 mil e 10 mil anos atrás, antes do desenvolvimento da agricultura. Esses carboidratos eram provenientes de nozes, vegetais, tubérculos fibrosos de carga glicêmica baixa e frutas. Essa segunda dieta contava com 300 calorias a menos de carboidratos. Eis os resultados:

1. A dieta parecida com a dos nossos ancestrais resultou em uma redução de 3 quilos, em média, a menos do que a dieta feita para diabéticos (ambas geraram redução de peso), ao longo de três meses.
2. A dieta dos nossos ancestrais levou a uma maior redução nos níveis de triglicérides se comparada à dieta feita para diabéticos – triglicérides que estão diretamente relacionados ao aumento do risco de doenças cardíacas, diabetes e câncer,

sendo classificados por cientistas como o segundo melhor previsor de risco de desenvolvimento de doenças cardíacas, depois dos níveis de colesterol HDL (colesterol "bom").
3. Diminuição de 4 centímetros de cintura quando comparada à medida conseguida pela dieta feita pelos médicos, o que representa uma diminuição nos níveis de gordura abdominal (visceral) – gordura corporal que também está diretamente relacionada ao aumento do risco de doenças cardíacas, diabetes e câncer.
4. Houve uma redução maior de pressão arterial diastólica quando a dieta dos nossos ancestrais foi seguida.
5. Houve uma diminuição nos níveis de glicose sanguíneos quando a dieta dos nossos ancestrais foi seguida.
6. Maior aumento nos níveis de colesterol HDL ("bom"), que é o melhor indicador de risco de doenças cardíacas.

A dieta parecida com a dos nossos ancestrais reflete a superioridade de uma dieta com baixos níveis de carboidrato, ou com carboidratos de baixo índice glicêmico, quando se pensa também em diminuir os fatores de riscos relacionados ao desenvolvimento de doenças cardíacas, entre outras. A dieta criada por médicos com certeza é melhor do que uma dieta norte-americana ou ocidental "tradicional", porém ainda está muito aquém da dieta dos nossos ancestrais em termos de prevenção do desenvolvimento de doenças. Assim, deveria ser a melhor opção para diabéticos e para pessoas interessadas em melhorar a saúde em geral, uma vez que leva à melhora dos indicadores de risco de diabetes e doenças cardiovasculares.

# Capítulo 9
# Plano para emagrecer em 21 dias

Seu plano de emagrecimento será de pelo menos 21 dias alimentando-se e exercitando-se de acordo com o seu ideal, ou seja, seguindo o estilo de vida no qual os seus genes foram moldados. Durante esse período, você estará ensinando seu corpo a responder melhor aos incentivos adequados, estimulando o uso da gordura como combustível em vez dos carboidratos e mudando para sempre seus hábitos alimentares.

Claro, você terá que sacrificar o pãozinho, as massas e os doces... mas, escolhendo os alimentos certos, não vai precisar se preocupar em contar calorias e muito menos em regular as quantidades e ficar passando fome! Pronto para o desafio?

## Preparação

Para começar o programa com o pé direito, é preciso se preparar adequadamente, e é isso que faremos. O primeiro dia é reservado para eliminar os alimentos que nos fazem mal e dar espaço aos novos. Além disso, esse é um bom momento para avaliar sua vida, seu tempo e refletir sobre como organizar melhor seu dia, para que consiga dar espaço a uma rotina de exercícios e noites de sono adequadas.

## Primeiro passo: elimine todos os alimentos que lhe são nocivos

Retire da sua despensa, da geladeira, da gaveta do escritório os seguintes itens: pães, bolos, arroz, massas, refrigerantes, bolachas e biscoitos, açúcar, farinha de trigo, leite em pó, achocolatados, balas, bombons, torradas, margarina e óleo de soja (ou outros óleos vegetais). Este passo é importante, pois o ajuda a tirar da frente e a esquecer tudo isso, mesmo se estiver com fome, pois não terá nenhum deles facilmente à mão. Caso mantenha guardadas grandes quantidades desses itens, aproveite o momento e doe para alguém que precise ou para uma instituição filantrópica. Você pode se dar ao luxo de escolher a dieta ideal, mas muitas pessoas não têm o que comer e ficariam muito felizes com uma boa doação.

## Segundo passo: vá às compras!

Encha o carrinho e a sua casa dos melhores alimentos do mundo. Compre ovos e carnes (de preferência orgânicos), verduras e legumes como tomate, cenoura, beterraba, abobrinha, abóbora, mandioquinha, batata-doce, alface, rúcula, entre outras. Compre muitas frutas como maçã, pera, cereja (escolha uma boa época para comprá-la), *blueberry* congelado, acerola, framboesa, banana, manga... Enfim, aquelas de que mais gostar. Compre também nozes, damascos, macadâmias, tâmaras, castanhas em geral.

*Com moderação*: alguns alimentos são saudáveis *se* consumidos moderadamente. São eles: leite e derivados (de preferência orgânicos e não pasteurizados), chocolate amargo (quanto mais cacau, melhor) e vinho tinto.

Outros *itens que podem ajudá-lo* no processo, mas que devem ser consumidos respeitando a tabela de carboidratos, são a farinha de mandioca e a goma de tapioca. Elas podem compor várias receitas, as quais, se misturadas com carnes, ovos e leites, não aumentarão significativamente a carga glicêmica de sua refeição.

Avalie o seu tempo disponível para a **prática de exercícios físicos**. Meia hora por dia, com exercícios intensos, já é suficiente para garantir bons resultados.

***O sono*** também é um ponto relevante para a sua saúde em geral. As necessidades de sono variam de pessoa para pessoa, mas algumas práticas ajudam a ter uma noite tranquila. Evite estímulos, em especial eletrônicos como TV e computador, 1 hora antes de dormir. Faça sua refeição pelo menos 2 horas antes de se deitar, para não atrapalhar seu sono e sua digestão. Dedique sua última hora antes de dormir a atividades relaxantes – leitura, passar um tempo com a família, tomar banho e fazer massagem são boas opções.

***Exponha-se ao sol!*** Sim, não tenha medo do sol, pois nos horários adequados a luz solar traz muitos benefícios, como melhoria da absorção da vitamina D, melhora da imunidade e do humor. Uns 15 minutos de sol, de preferência antes das 9 h ou depois das 16 h, sem protetor solar, já são suficientes.

***Fuja da comida industrializada!*** Muitas pessoas gostam de sair para comer no fim de semana. As opções mais comuns são: redes de *fast-food*, pizza, ou montanhas de salgadinhos – na verdade, porcarias. Mas você não vai fazer isso hoje. O principal desafio do dia (e dos próximos 20 dias que restam deste programa, de fato) é não consumir nenhum tipo de comida processada. Se você gosta de cozinhar, aproveite para preparar uma refeição deliciosa. Se gosta de sair pra comer, a grande maioria dos restaurantes oferece ótimas opções de salada, legumes, carnes e muito mais! É só saber escolher!

***Faça uma sobremesa!*** Não é porque você não vai comer porcarias que não pode se deliciar com um doce saudável. Que tal um brigadeiro primal saudável ou uma mousse de chocolate? (Veja essas receitas no Capítulo 12.)

***Brinque!*** Um dos princípios fundamentais do estilo de vida dos nossos ancestrais é a diversão, em especial quando é feita ao ar livre e em movimento. Por isso, aproveite os finais de semana para praticar alguma atividade que lhe dê prazer como jogar futebol, caminhar com uma companhia, ir para a praia, nadar com amigos etc. Enfim, faça o que sua imaginação permitir!

## Como seguir a dieta dos nossos ancestrais – transição passo a passo

De acordo com minha experiência, os cardápios a seguir possuem as melhores e as mais acessíveis opções para esse momento de transição entre a dieta que você vem seguindo e a dieta dos nossos ancestrais. Com isso, você alcançará, sem grandes dificuldades, o objetivo de perder muita gordura corporal, almejando saúde e longevidade.

Apresentarei duas opções de cardápio. Com a primeira, você poderá fazer uma transição mais suave, em que consumirá alguns alimentos não comuns à dieta dos nossos ancestrais nem à de populações indígenas e os quais não estamos geneticamente adaptados a ingerir. Na segunda opção, a transição é mais drástica, ou seja, você terá que eliminar logo no primeiro dia pelo menos 90% dos alimentos não disponíveis para nossos ancestrais.

Lembre-se, porém, de que os cardápios são apenas uma sugestão, assim, as quantidades dos alimentos podem variar de acordo com o seu biótipo, sexo e apetite.

### Opção 1 (transição lenta)
Café da manhã
- 1 fatia de pão de forma integral.
- 2 ovos, ou mais (orgânicos, ou enriquecidos com ômega 3).
  *Dica*: experimente a panqueca de coco (veja receita no Capítulo 12).
  e/ou
- 1 iogurte integral (100g) com baixo teor de açúcar (menos de 12 g), que pode ser batido com meio abacate e uma colher de chá de mel e/ou frutas da sua preferência.

Almoço
- Pelo menos 70% de seu prato deve conter carnes e legumes, exceto batatas brancas (azeite e óleo de coco à vontade).
- Troque metade do conteúdo de arroz que costuma consumir por qualquer alimento de nossos ancestrais (carnes ou legumes).
- É proibido o consumo de massas.
- Sobremesa (opcional): 2 quadradinhos de chocolate, de preferência com alto teor de cacau (> 55%).

## Lanche da tarde
- 1 iogurte integral (100 g) com baixo teor de açúcar (menos de 12 g) e/ou meio abacate batido com iogurte ou com sucos naturais. *Dica*: experimente a mousse de chocolate dos nossos ancestrais (veja receita no Capítulo 12).

e/ou

- Frutas, castanhas e nozes.
- É proibido o consumo de barrinhas de cereais ou qualquer tipo de grão (pão, arroz e milho).

## Jantar
- Pelo menos 70% de seu prato deve conter carnes e legumes, exceto batatas brancas (azeite e óleo de coco à vontade).
- Troque metade do conteúdo de arroz que costuma consumir por qualquer alimento de nossos ancestrais (carnes ou legumes).
- É proibido o consumo de massas.
- Sobremesa (opcional): 2 quadradinhos de chocolate, de preferência com alto teor de cacau (> 55%).
- Meia taça de vinho tinto (opcional).

*Nota*: o consumo de carnes, queijo, ovos e vegetais está liberado. Evite beber qualquer suco de frutas. É proibido o consumo de açúcar. O consumo de batata branca deve ser limitado (menos de 1 por dia). Tubérculos como mandioquinha, mandioca, abóbora, batata-doce e inhame podem ser consumidos moderadamente (menos de 200 g por dia).

## Opção 2 (transição rápida)
Café da manhã
- 2 ovos ou mais (orgânicos ou enriquecidos com ômega 3)

e/ou

- 1 iogurte integral (100 g), com baixo teor de açúcar (menos de 12 g), que pode ser batido com meio abacate e uma colher de chá de mel.
- É proibido o consumo de pães ou qualquer tipo de grão (pão, arroz e milho).

Almoço
- Pelo menos 90% de seu prato deve conter carnes e legumes, exceto batatas brancas (azeite e óleo de coco à vontade).
- Troque todo o conteúdo de arroz que costuma consumir por qualquer alimento de nossos ancestrais (carnes ou vegetais).
- Feijão, lentilha ou grão-de-bico devem ser consumidos moderadamente.
- É proibido o consumo de massas.
- Sobremesa (opcional): 2 quadradinhos de chocolate, de preferência com alto teor de cacau (> 55%).

Lanche da tarde
- 1 iogurte integral (100 g), com baixo teor de açúcar (menos de 12 g) e/ou meio abacate batido com o iogurte ou com sucos naturais.
- *Dica*: experimente o brigadeiro primal (veja receita no Capítulo 12).

e/ou
- Frutas, castanhas e nozes.
- É proibido o consumo de barrinhas de cereais ou qualquer tipo de grãos (arroz, pão e milho).

Jantar
- Pelo menos 90% de seu prato deve conter carnes e legumes, exceto batatas brancas (azeite e óleo de coco podem ser consumidos à vontade).
- Elimine todo o arroz que costuma colocar em seu prato e substitua por qualquer alimento que nossos ancestrais consumiam (carnes ou vegetais).
- Feijão, lentilha ou grão-de-bico devem ser consumidos moderadamente.
- As massas são proibidas.
- Sobremesa (opcional): 2 quadradinhos de chocolate, de preferência com alto teor de cacau (> 55%).
- Meia taça de vinho tinto (opcional).

*Nota*: Carnes, queijos, ovos e vegetais não têm restrição: podem ser consumidos em qualquer quantidade. Evite os sucos de frutas.

O açúcar deve ser eliminado. Limite o consumo de batata branca a menos de 1 unidade por dia. Tubérculos como mandioquinha, mandioca, abóbora, batata-doce e inhame podem ser consumidos moderadamente (menos de 200 g por dia).

Caso escolha a **opção 1**, diminua gradualmente a ingestão de grãos (alimentos com trigo, arroz e milho), até chegar à opção 2.

Após a primeira semana de transição, mantenha a dieta de acordo com o Quadro 9.1 apresentado na seção a seguir e encontre a faixa de consumo de carboidratos ideal para o seu objetivo. Continue assim por mais três semanas, alimentando-se como nossos ancestrais. Veja as receitas do Capítulo 12 e, para mais receitas, com fotos, acesse o blog <primalbrasil.com.br> e se inscreva para receber receitas e informações sobre a dieta diariamente.

Caso tenha escolhido a **opção 2**, siga o Quadro 9.1 sobre o consumo de carboidratos e continue se alimentando como nossos ancestrais por três semanas (até o término do programa) ou por quanto tempo quiser.

Lembre-se de que a maioria das pessoas perde de 3 a 7 quilos por mês com essa dieta, sendo que aquelas acima do peso normalmente perdem mais do que aquelas mais próximas do peso ideal. No entanto, a perda de peso continua nos meses seguintes, geralmente na mesma proporção, até a pessoa atingir o peso e o nível de gordura corporal aos quais estamos geneticamente adaptados a viver.

*Bom apetite!*

## Carboidratos da dieta dos nossos ancestrais

Nossos ancestrais, na maior parte do período de nossa evolução como espécie, tinham pouco acesso a carboidratos, e os acessíveis em certas estações do ano eram provenientes de vegetais, frutas e alguns tubérculos. Mesmo assim esses alimentos eram extremamente mais fibrosos e menos palatáveis do que os de hoje. As populações indígenas atuais consomem frutas e verduras selvagens, extremamente mais fibrosas que as que foram cultivadas e reproduzidas ao longo do período neolítico de nossa civilização, e que se tornaram mais doces e mais palatáveis. Por essa razão e para fim de otimizar a perda de peso durante o programa, recomendo que os tubérculos como batata-doce, mandioquinha e inhame sejam consumidos moderadamente. É claro, o consumo de alimentos provenientes da agricultura e não consumidos por nossos ancestrais, como pão, arroz, cereal e macarrão, não devem ser consumidos, a não ser em caso de emergência, quando realmente não houver opção.

Para que você esteja mais ciente da quantidade de carboidratos que está consumindo (verduras, frutas e tubérculos), veja o Quadro 9.1. Este quadro foi montado exatamente para que você saiba quanto deverá consumir de carboidratos no dia a dia, de acordo com o seu biótipo, para que alcance seu objetivo de perda de peso.

**Quadro 9.1** Consumo diário de carboidratos

### 150 g ou mais por dia
### Faixa de constante acúmulo de gordura

Para a maioria das pessoas, é muito difícil consumir mais de 150 g de carboidratos por dia sem ser por meio de grãos processados, que constituem a atual dieta norte-americana e brasileira (cereal, macarrão, arroz, pão, panquecas, refrigerantes, doces etc.). Por esse motivo, este nível de consumo de carboidratos aumenta consideravelmente o risco de acúmulo de gordura, além de inflamações, aumento no índice de diabetes ou síndrome metabólica. Uma drástica redução nos níveis de grãos e outros carboidratos processados é crucial para a perda de peso, a menos que você esteja treinando para uma maratona (algo que, apesar de necessário para melhorar a performance do atleta, adiciona diversos riscos à saúde).

Esta faixa de consumo favorece o constante aumento de produção de hormônios que impedem o efeito eficaz da queima de gordura e contribuem para o aumento de doenças crônicas. Irresponsavelmente recomendada pelo USDA, por autoridades governamentais americanas e por muitos nutricionistas brasileiros mal informados, ela leva ao acúmulo constante de gordura abdominal ao longo da vida daqueles que consomem grãos.

Muitos podem adaptar-se a esse nível de consumo de carboidratos sem acumular muita gordura corporal, principalmente indivíduos que têm a constituição física de um *ectomorfo* (indivíduos magros e com membros compridos), contanto que consumam muitas verduras, frutas e tubérculos de baixa carga glicêmica e quantidades necessárias de proteína animal e gorduras saudáveis.

## 50 g a 150 g por dia
### Faixa ótima de consumo de carboidratos

Para manter-se nesta faixa de consumo de carboidratos, é preciso consumir muitas carnes, peixes, ovos, nozes, vegetais, frutas e tubérculos. Isso permitirá que você se mantenha magro, no peso ideal, de acordo com os padrões de nossos ancestrais. Esta é provavelmente a melhor faixa para todos os indivíduos. Ela permite que seu corpo entre em um estado de constante queima de gordura e definição muscular. É a faixa de consumo de nossos ancestrais que viviam em climas tropicais com abundância de carboidratos derivados de vegetais, tubérculos e frutas, sem nenhuma disponibilidade de grãos e açúcar.

Mantendo-se nesta faixa, você minimizará a produção de hormônios que geram acúmulo de gordura corporal e aumentará o metabolismo da queima de gordura. Além disso, poderá perder mais de 1 quilo por semana, até atingir seu peso ideal.

## 0 g a 50 g por dia
### Cetose e queima de gordura acelerada

Esta faixa de consumo pode ser ideal para muitos indivíduos com constituição física de um *endomorfo* (indivíduos com ossos largos e formas redondas, com tendência a ganhar peso facilmente), pois seu corpo entrará em um processo chamado *cetose*, em que o organismo usa como combustível somente a gordura corporal acumulada, sem glicose sanguínea disponível que haveria caso carboidratos fossem digeridos.

Para outros, esta faixa é ideal para acelerar a perda de gordura sem comprometer a saúde. Ideal também para muitos diabéticos, mas não recomendado em longo prazo, pois pode ocorrer falta de fibra. Nesta faixa, há um aumento do consumo de carnes, peixes, ovos, nozes e vegetais, e uma diminuição do consumo de frutas (apenas 1 ou 2 por dia). Nossos ancestrais nórdicos costumavam, durante a maior parte do ano, consumir carboidratos nesta faixa, assim como as populações indígenas de lugares desertos com pouca disponibilidade de vegetais – como os aborígenes da Austrália e os índios norte-americanos.

Nesta faixa de consumo, você irá perder peso de forma saudável, da forma mais rápida possível, e pode chegar a perder mais de 8 quilos em um mês.

*Nota*: Carnes, peixes, queijos, ovos e nozes podem ser consumidos sem restrição em qualquer faixa de consumo. Mesmo podendo consumir mais de 3 mil calorias diárias (o que é muito difícil em nossa dieta, pois, para a maioria das pessoas, 2 mil calorias já as deixam saciadas), a perda de gordura é grande e ainda é possível manter-se magro com o nível de gordura corporal muito baixo.

Não confunda gramas de carboidratos com o peso dos alimentos em si ou com calorias. Para um exemplo do cálculo de carboidratos, veja a Tabela 9.1. Cada grama de carboidrato equivale a, aproximadamente, 4 calorias.

Como podemos notar, é possível consumir muitos carboidratos saudáveis (nossos ancestrais não consumiam grãos) em grandes

**Tabela 9.1** Relação entre quantidade de alimento, energética e de carboidratos

| Alimento (porção de 100 g) | Quantidade energética (kcal) | Quantidade de carboidratos (g)* |
|---|---|---|
| Banana (1 unidade grande) | 100 | 25 |
| Maçã (1 unidade) | 60 | 15 |
| Abobrinha | 40 | 9 |
| Batata-doce | 80 | 18 |
| Batata inglesa | 70 | 16 |
| Brócolis | 25 | 4 |
| Total (600 g de alimento) | 375 | 87 |

quantidades, contanto que consumamos quantidades nutricionais necessárias de proteína animal e gorduras.

Pessoas me perguntam quantos quilos irão perder com a dieta dos nossos ancestrais. Eu perdi 8 quilos (principalmente de gordura) em menos de cinco semanas somente me mantendo na faixa de 50 g a 150 g de carboidratos. Tenho certeza de que a maioria das pessoas emagrecerá, de acordo com a faixa de consumo escolhida, contanto que não consuma alimentos que não estamos geneticamente adaptados a consumir. Alguns fatores interferem na perda de peso, como o nível de gordura corporal atual e a genética da pessoa. Porém, quanto maior o consumo de carboidratos de alta carga glicêmica atual, maior será a perda de peso com a dieta, uma vez que somos todos geneticamente destinados a ser magros se não consumirmos grãos (trigo, arroz, milho etc.), alimentos que

---

\* Valores aproximados.

não estavam disponíveis para nossos ancestrais. Este é um fato comprovado por pesquisas científicas e com populações isoladas, além de depoimentos de milhares de pessoas que seguiram esta dieta. Se quiser ver alguns deles, acesse: <www.primalbrasil.com.br> ou <www.marksdailyapple.com/category/success-stories/>.
*Uma boa transição para você!*

## Fibras na dieta dos nossos ancestrais

Não é difícil ouvir que precisamos consumir grãos (normalmente farinha de trigo) para soltar o intestino, pois esses alimentos seriam ricos em fibras. A maioria de nós é bombardeada por anúncios de venda de produtos para soltar o intestino, aos quais não estamos geneticamente adaptados a consumir como espécie, portanto, não saudáveis. Esses alimentos prejudiciais e clichês geralmente são: aveia, arroz integral, gérmen de trigo, pão integral, barrinhas de cereal etc. (com exceção de linhaça moída e gergelim). As pessoas foram convencidas pela indústria de alimentos chamados "naturais" – mas que na verdade são processados – de que precisam desses alimentos para serem saudáveis. Assim, fica difícil imaginar uma dieta sem esses produtos, sendo preferível acreditar nessas falsas autoridades nutricionais que os recomendam. Um dos prováveis motivos pelos quais as pessoas se convenceram de que esses alimentos são importantes para sua saúde ou são gostosos é porque eles dão uma sensação de "euforia" e são viciosos, o que as faz quererem acreditar que estão emagrecendo comendo algo que, ironicamente, é o que as está fazendo engordar. Esses alimentos aumentam o nível de glicose no sangue, o que gera um efeito calmante chamado por muitos especialistas de "o barato do açúcar" (ou *sugar high*), contribuindo para o acúmulo de gordura corporal – para mais detalhes, veja capítulos anteriores.

Com certeza, muitos brasileiros sofrem de problemas de cólon, e a maioria deles não segue a sugestão do governo de consumir de 20 g a 25g de fibras por dia. A dieta dos nossos ancestrais consiste em alimentos ricos em fibras, consumidos em quantidades muito superiores às recomendadas pelas "autoridades". Você pode consumir muitas fibras e sentir o alívio dos sintomas de constipação a curto e a longo prazo, adotando a dieta dos nossos ancestrais. As constipações e vários outros sintomas desconfortáveis, incluindo o infrequente movimento do intestino, intestino preso e dores estomacais são causados porque a dieta ocidental moderna, que inclui muitos alimentos como pães, arroz, cereais e alimentos processados, contribui para esse processo. A dieta dos nossos ancestrais elimina esses culpados. Você passará a se alimentar com alimentos naturais, que são ricos em fibras e comuns aos seres humanos há mais de 2 milhões de anos. Seu intestino preso será coisa do passado.

Então, como obtemos bastante fibra na dieta dos nossos ancestrais?

Em primeiro lugar, a dieta dos nossos ancestrais baseia-se no consumo da maior parte dos alimentos vindos de proteínas (carne, frango, frutos do mar), ovos, vegetais, tubérculos, nozes e frutas. Ou seja, entre 45% e 75% da dieta é composta de alimentos derivados de animais, que era como nossos ancestrais se alimentavam. Portanto, seu prato deve estar cheio de vegetais e frutas fibrosas.

Vegetais e frutas ricos em fibras

A dieta dos nossos ancestrais inclui grandes quantidades de vegetais e frutas para aliviar os sintomas do intestino preso. De acordo com o Dr. Jonny Bowden, autor do livro *Vivendo com poucos carboidratos*, antigamente, as pessoas costumavam consumir mais de 60 g de fibras diárias. Hoje em dia, a maioria não consome mais do que 10 g ou 15 g diárias. Os vegetais são constituídos de dois tipos de fibras:

1. as solúveis, que retêm água e, com isso, amolecem as fezes; e
2. as insolúveis, que aumentam a frequência e o volume das fezes.

Para combater a constipação, tanto as fibras solúveis quanto as insolúveis são necessárias. Por exemplo, podemos incluir em nossa dieta 2 xícaras de espinafre, 1 de brócolis, 1 de couve-flor e mais 1 de *blueberry*. Com esses alimentos já estaremos consumindo 29 g de fibras, o que é suficiente para eliminar os sintomas do intestino preso.

### A carne também reduz a constipação

Não são apenas as fibras que reduzem a constipação. Carnes orgânicas ricas em ômega 3 também ajudam a reduzir os sintomas de constipação, de acordo com um estudo da *European Journal of Clinical Nutrition*, que mostrou que uma dieta com altos níveis de gordura acelera o tempo de transição gastrointestinal. Isso faz com que os restos de alimentos não digeríveis (fibras) transitem mais rapidamente pelo intestino em vez de ficarem presos, pois a vesícula biliar libera a bile para digerir a gordura. A secreção adequada da bile causa a contração de músculos digestivos, que aceleram a digestão.

### Nozes e castanhas: uma combinação de gorduras e fibras saudáveis

Incorpore aos seus hábitos alimentos fibrosos e ricos em gordura como nozes e castanhas. Um quarto de xícara de nozes equivale a aproximadamente 10 g de ômega 3. Combine com mais um quarto de xícara de amêndoas e você terá 6 g de fibra.

### Água e constipação

O seu corpo contém aproximadamente 60% de água. Quando ocorre desidratação, o cólon absorve a água dos restos de comida, criando fezes duras. A água é um aliado subestimado no alívio da constipação. O Institute of Medicine's Dietary Reference Intake (Instituto de Medicina da Referência de Ingestão de Alimentos) recomenda que mulheres saudáveis consumam cerca de 2 litros e meio de água por dia, e homens saudáveis, cerca de 3 litros de água por dia.

### A constipação depende de vários fatores

Estresse, falta de exercícios e até mesmo depressão contribuem para a constipação. Adotando o estilo de vida de nossos ancestrais, você viverá de forma mais saudável e minimizará o efeito do estresse na sua vida.

Alguns dos alimentos da dieta dos nossos ancestrais que contêm grandes quantidades de fibras (consideravelmente mais do que os produtos modernos intitulados "saudáveis") são:

1. *Brócolis e couve-manteiga*: alimentos essenciais, pois contêm grandes quantidades de proteínas (45%) e micronutrientes (vitaminas, minerais e antioxidantes por caloria, muito mais que as frutas e tubérculos).
2. *Linhaça moída*: um alimento que não pode faltar. Coloque sempre uma ou duas colheres de linhaça moída na salada, ou junto com vegetais. De vez em quando, faça uma vitamina batida com folhas de couve-manteiga e duas colheres de linhaça.
3. *Mandioquinha*: sopa de mandioquinha ou de abóbora contém grandes quantidades de fibras solúveis.
4. *Farinha de mandioca e farinha de tapioca* (minha preferida): ambas práticas de se fazer (nossos índios sabem das coisas). Quando sentir que seus níveis de estresse estão altos por algum motivo, corra ao ar livre e, em seguida, coma uma tapioca junto com meia taça de vinho. Você pode comer tapioca também no café da manhã com ovos, azeite, óleo de coco e, às vezes, queijo cru orgânico.

## Proporção dos macronutrientes da dieta

Na dieta dos nossos ancestrais, depois de escolhidos os tipos de alimentos, também é importante conhecer os macronutrientes e saber em qual proporção devemos consumi-los. Para esclarecer esse ponto, segue a descrição dos macronutrientes e os respectivos alimentos.

- *Carboidratos*: para controlar o acúmulo de gordura corporal, consuma somente carboidratos de baixa carga glicêmica. Dentre eles, os melhores são, na ordem, vegetais como brócolis, cenoura, beterraba, tomate, abóbora, frutas e tubérculos de baixa carga glicêmica como mandioquinha, batata-doce, inhame (batata branca com muita moderação) entre outros.

- **Proteínas:** otimize o consumo de proteínas para se sentir mais saciado após as refeições e aumentar a massa muscular enquanto você se exercita, mantendo altos níveis de energia. Alimentos saudáveis ricos em proteínas são carnes, aves, peixes, ovos, queijos e iogurte orgânico.
- **Gordura:** aumente o consumo de gorduras saudáveis, ou seja, as monoinsaturadas e as poli-insaturadas ômega 3, e reduza o consumo de óleos vegetais hidrogenados (gordura trans) ricas em ômega 6. As gorduras saudáveis são encontradas em abundância em alimentos como abacate, óleo de coco, carnes e aves orgânicas, peixes, ovos orgânicos ou fortificados com ômega 3, óleo de oliva, iogurte ou queijo orgânico, nozes e oleaginosas. As alimentos com gorduras nocivas à saúde são os óleos vegetais de cozinha, como o de girassol, o de soja e a margarina, que é rica em ômega 6 e gordura hidrogenada – que devem ser evitados.

## Cinco regras importantes para você não sabotar a sua dieta

1. Modere os níveis de estresse

Quando estamos estressados demais ou dormindo pouco, a queima de gordura corporal não funciona tão bem como quando nosso nível de estresse está controlado. Há uma grande conexão entre desequilíbrios hormonais e falta de sono, os quais fazem com que nossos "desejos" por alimentos ricos em carboidrato aumentem e o metabolismo da gordura diminua. Por isso, é muito importante que você preze por uma boa noite de sono. Nossos ancestrais não tinham luz elétrica nem computadores de noite, o que melhorava e regulava a produção de um hormônio chamado melatonina e o neurotransmissor serotonina, os quais nos ajudam a relaxar e nos possibilitam entrar em sono profundo – algo essencial para o processo de manutenção das células do corpo. Tente dormir antes da meia-noite e diminua os níveis de estímulos a partir de um determinado horário viável para você. Use esse tempo para atividades descontraídas como ler um livro ou brincar com sua família. Desligue as luzes e os aparelhos eletrônicos para que, no dia seguinte, você possa dar mais atenção a eles com grande energia e disposição.

**2. Não deixe de lado o compromisso de consumir alimentos saudáveis que minimizam o acúmulo de gordura corporal**

A dieta dos Nossos ancestrais baseia-se no consumo de proteínas e gorduras saudáveis de carboidratos de baixa carga glicêmica, alimentos que eram disponíveis em abundância durante a história de nossa evolução como espécie. Esteja ciente de que muitas pessoas podem consumir alguns carboidratos de alta carga glicêmica e mesmo assim conseguir o resultado desejado. Para elas, é importante eliminar todos os grãos (pães, arroz, macarrão, bolos, milho, aveia e qualquer tipo de trigo) e consumir quantidades modestas de tubérculos (mandioquinha, inhame, batata-doce etc.). Para as pessoas que têm mais facilidade em perder peso, é possível consumir pequenas quantidades desses alimentos e ainda assim perder peso. O consumo de tubérculos, então, está liberado para elas, porém batatas brancas devem ser consumidas apenas em pequenas quantidades.

**3. Sempre tenha em mãos "lanchinhos" saudáveis para quando passar o dia fora**

No mundo corrido de hoje, muitas pessoas acabam não tendo tempo de preparar lanches saudáveis para o trabalho, o que aumenta as chances de sentirem fome durante o dia e acabarem comendo alimentos que geram acúmulo de gordura. Para que isso não aconteça, é importante que consumam um café da manhã reforçado e, se possível, levem lanches saudáveis para o trabalho. A seguir, algumas dicas de lanches práticos, fáceis de levar na bolsa, deixar na geladeira do escritório ou mesmo beliscar no trânsito.

*Mix de nozes*

Esta, para mim, é uma das melhores opções, pois é prática, gostosa e acaba com a fome. Um *mix* ideal é aquele que não contém amendoim, uma vez que são cheios de gorduras ruins ômega 6 e ainda pode provocar alergia na maioria das pessoas. Cerca de 30 g a 60 g por dia é o necessário e o ideal para trazer benefícios.

*Frutas secas*
Uma boa opção para quando bate aquela vontade de comer algo doce. No entanto, consuma em quantidades moderadas.

*Frutas*
Não existe um lanche mais natural do que esse! Prático e saudável. As mais fáceis de ser levadas para todos os lados, sem fazer sujeira ao comer, são: uvas, morangos e maçãs.

*Chá*
Apesar de não ser dos mais práticos, você pode fazer em casa e levar em uma garrafa térmica! Os chás têm uma função antioxidante ótima (em especial o chá verde e o chá branco) e também ajudam a combater a fome.

*Iogurte natural*
Como já dissemos antes, a tolerância a derivados do leite varia de pessoa para pessoa. Se você lida bem com isso, o iogurte é uma ótima opção. Como tudo o que recomendamos neste livro é natural, o aconselhamos a preparar ou comprar o iogurte orgânico feito com leite cru, podendo consumi-lo, assim, com tranquilidade. Caso não consiga, não tem problema, compre o iogurte em padarias ou supermercados, mas tenha em mente que está consumindo um produto industrializado que, provavelmente, contém quantidades maiores de açúcar mesmo quando rotulado como *light*.

Como você já deve estar cansado de saber, nessa dieta não é permitido o consumo de grãos, portanto, no lanche, nada de barrinhas de cereais ou torradinhas, pois são exatamente esses os alimentos que geram acúmulo de gordura corporal.

## 4. Coma em restaurantes que sirvam sempre carnes e vegetais

Atualmente cada vez mais pessoas passam o dia fora e não tem outra opção senão almoçar em restaurantes. Para que você se mantenha firme na dieta e coma alimentos saudáveis no almoço, algo muito importante, procure restaurantes que sirvam vegetais, carnes, aves e peixes grelhados ou cozidos. Uma dica é sempre montar seu prato com pelo menos o equivalente a um punhado (150 g) de vegetais e o resto com carnes variadas e talvez um pouco de tubérculos como mandioquinha e batata-doce (se quiser acelerar o processo de queima de gordura, retire os tubérculos).

5. Tome um café da manhã caprichado

A parte mais importante do dia na dieta dos nossos ancestrais é o café da manhã. Tente consumir boas quantidades de alimentos saudáveis como ovos, frutas, iogurte, abacate e tapioca. É importante que você consuma quantidades suficientes de proteína e gorduras saudáveis nessa refeição, para que o corpo se mantenha bem saciado até a hora do almoço e você não sinta vontade de beliscar alimentos ricos em açúcar. Um bom exemplo é uma tapioca recheada com queijo orgânico que pode ser preparada facilmente em 2 ou 3 minutos (pode ser feita em *grill* ou frigideira), ou uma omelete com peito de peru. O consumo de grãos como trigo e arroz gera grande acúmulo de gordura corporal, portanto deve ser evitado. Se você achar extremamente difícil excluir o pão do café da manhã, uma dica é alternar o consumo de 1 torrada de pão integral dia sim, dia não, ou consumir 1 torrada por dia caso tenha facilidade em perder peso (a tapioca é a melhor opção para quem venha a sentir falta de um alimento com textura mais crocante). Você também pode fazer um pão com farinha de mandioca natural, que resulta em um alimento de baixa carga glicêmica (veja receita mais à frente, no Capítulo 12). O mais importante no café da manhã é consumir a quantidade necessária de proteínas e gorduras boas, nenhum grão ou quantidades limitadas de alimentos de alta carga glicêmica.

## Atividades físicas

O programa de transformação de 21 dias envolve não somente a alimentação, mas todos os aspectos de um estilo de vida saudável, de acordo com os hábitos de nossos ancestrais. Portanto, para que sejamos saudáveis, é essencial incorporarmos atividades físicas em nossa rotina. Neste livro falamos muito sobre como a mudança na alimentação estimula a perda de peso e melhora a nossa saúde por meio da redução dos marcadores que indicam riscos de desenvolvimento de diversas doenças. Apesar de não ser tão importante para a perda de peso quanto a alimentação, uma vez que muitos estudos comprovam que a dieta dos nossos ancestrais gera constante perda de peso e até níveis de gordura corporal ótimos para determinados indivíduos, independentemente da prática de atividades físicas, estudos sugerem que fazer exercícios também influencia no controle desses marcadores de risco, se praticados de forma moderada e criteriosa.

Conquistar mais saúde e longevidade é a nossa meta com esse programa. Para isso, a atividade física moderada regular é essencial, assim como exercícios mais intensos. Porém, os intensos devem ser feitos com menor duração e frequência menor, para não sobrecarregar nosso organismo de modo a prejudicar o sistema imunológico, o sistema nervoso e os ossos, tendões e ligamentos.

Nosso programa de exercícios físicos semanal deve incluir os treinos citados na Figura 9.1, a seguir.

**Figura 9.1** Programa semanal de exercícios físicos

| Dia 1 | Dia 2 | Dia 3 | Dia 4 | Dia 5 | Dia 6 | Dia 7 |
|---|---|---|---|---|---|---|
| Sprint | Mova-se devagar/ descanse brinque | Levante coisas pesadas | Mova-se devagar/ descanse brinque | Mova-se devagar/ descanse brinque | Levante coisas pesadas | Mova-se devagar/ descanse brinque |
| Corra a toda velocidade | Atividade aeróbica de baixa intensidade, se divertir ou descansar | Treino progressivo de força | Atividade aeróbica de baixa intensidade, se divertir ou descansar | Atividade aeróbica de baixa intensidade, se divertir ou descansar | Treino progressivo de força | Atividade aeróbica de baixa intensidade, se divertir ou descansar |
| 15 a 25 minutos | 3 a 5 horas por semana | 10 a 45 minutos | 3 a 5 horas por semana | 3 a 5 horas por semana | 10 a 45 minutos | 3 a 5 horas por semana |

*Movimente-se frequentemente em ritmo lento*
1. Caminhar, escalar, andar de bicicleta ou outras atividades cardiovasculares leves.
2. Manter frequência cardíaca máxima de 55%-75%, de 2 a 5 horas por semana.

Sprint *(corrida rápida)*
1. Máximo esforço, curta duração.
2. Menos de 10 minutos de duração total.
3. Uma vez a cada 7-10 dias.

*Levantamento de peso (musculação)*
1. Sessões breves e intensas de movimentos funcionais para o corpo todo.
2. De 1 a 3 vezes por semana, com duração de 7 minutos a 1 hora.

Este programa foi elaborado levando em consideração os hábitos dos nossos ancestrais. Eles corriam muito rápido de vez em quando (em situação de perigo ou quando tinham de fugir de um ataque) e também andavam longas distâncias num ritmo lento (buscando comida, abrigo ou se locomovendo).

Além disso, os seres humanos vêm realizando alguns movimentos básicos há milhares de anos, simplesmente por necessidade – e são esses movimentos que vamos enfatizar. Por exemplo, o **agachamento** era uma posição de relaxamento e descanso, em uma época em que não havia cadeiras. Nossos ancestrais também subiam em árvores para escapar de predadores e **escalavam** morros e colinas para obter alimentos – movimentos que equivalem ao trabalho muscular com o exercício em **barra fixa**.

Estudos sobre a fisiologia do exercício indicam que exercícios que envolvem grandes grupos musculares e usam o peso do próprio corpo são os que causam maior impacto na produção de hormônios essenciais para a saúde e o desenvolvimento muscular. Definimos quatro desses movimentos essenciais, os quais trabalham grandes grupos musculares ao mesmo tempo e garantem fortalecimento e definição dos seus músculos, o que fará com que você não precise mais gastar horas do seu tempo fazendo exercícios repetitivos na academia! Basta executar estes quatro movimentos essenciais (e também os outros itens da pirâmide – detalhados mais adiante) e você atingirá os resultados desejados.

*Importante*: Seja cauteloso e faça os números de repetição de acordo com sua capacidade.

Esses exercícios são os que possibilitam um maior aumento nos hormônios que garantirão o crescimento dos músculos, como o hormônio do crescimento, e a testosterona, para um aumento da sua libido, juntamente com o consumo de proteína animal, tanto natural – parte importante da dieta dos nossos ancestrais – quanto em forma de suplementos.

### 1. Flexão

Provavelmente o melhor exercício para o fortalecimento dos músculos, pois trabalha com o corpo todo e fortalece o tronco e o abdômen, evitando algumas lesões que podem ocorrer em outras variações. A flexão de braço é um dos exercícios mais simples e, ao mesmo tempo, um dos mais eficientes, pois possibilita o fortalecimento não somente dos bíceps, mas de músculos do tríceps, peito, costas e abdômen. Ou seja, de toda a musculatura superior, uma vez que o força a levantar seu próprio peso corporal. Por isso este exercício também pode servir como motivação para a perda de alguns quilos extras!

*Execução*: deite de barriga para baixo com as mãos na altura e largura dos ombros. As palmas das mãos estão no chão e os pés, unidos com a ponta dos dedos tocando o chão. Mantenha uma postura alinhada contraindo os músculos abdominais e o quadril. Suba e desça o corpo lentamente quantas vezes sentir que é necessário. Faça esse processo 3 ou 4 vezes com o número de repetições que for necessário. Caso você seja iniciante e não consiga fazer muitas repetições, não se preocupe – comece as primeiras semanas apoiando o joelho no chão, até desenvolver os músculos para executar da forma correta.

## 2. Barra

Este era um movimento praticado com regularidade pelos nossos ancestrais, no entanto, hoje em dia, a maioria das pessoas não consegue se erguer numa barra com facilidade! É preciso praticar este exercício com mais regularidade, pois, além de ser rápido e eficiente para a definição muscular, ele pode ser feito em qualquer lugar.

Caso você seja um iniciante, as chances de conseguir fazer muitas repetições na barra fixa são mínimas. Nesse caso, não se preocupe, você pode começar com uma alavanca de apoio, que é muito comum em academias, o que vai lhe dar uma forcinha extra! Há variações do exercício com barra, e a diferença entre elas está no modo de segurar-se, que pode ser mais aberto ou fechado, o que possibilita o trabalho de músculos diferentes com mais ou menos intensidade. O desenvolvimento desses músculos deixará você mais forte e mais apto à execução de outros exercícios.

*Execução*: o objetivo é sustentar o corpo com os braços esticados e levantá-lo até seu queixo passar a barra.

## 3. Agachamento

Um agachamento bem feito é perfeitamente seguro e não prejudica os joelhos. O agachamento trabalha os grandes músculos das pernas e é ótimo para os glúteos. Este exercício é sem dúvida o melhor para as pernas, apesar da má reputação em criar lesões nas costas e nos joelhos. Se executado de acordo com a capacidade da pessoa e da forma correta, só trará benefícios para seus músculos. O agachamento trabalha costas, quadril, glúteos, braços, ombros, pernas e abdômen. Ele é um dos exercícios, se não *o* exercício, que possibilita maior produção de hormônio do crescimento e testosterona.

*Execução*: em pé, afaste um pouco as pernas. A coluna deve estar ereta (manter o olhar para frente ajuda na posição). Lentamente, flexione os joelhos e projete o quadril para trás, como se fosse sentar em uma cadeira. Os joelhos devem permanecer na mesma linha dos pés – não os feche ou os abra. Olhe-se no espelho. No final, você deve estar com os joelhos flexionados em 90 graus e o tronco levemente inclinado para a frente. Os braços devem estar à frente para maior equilíbrio. Os joelhos não ultrapassam a linha dos pés, protegendo, assim, suas articulações. Caso tenha dúvida, peça a ajuda de um profissional de educação física.

4. Prancha

Este é um ótimo exercício para trabalhar abdômen, pernas e costas, garantindo a estabilidade e a postura corporal, e por isso mesmo é muito usado no *yoga* e no pilates. A prancha, aliada à dieta dos nossos ancestrais, ajudará você a desenvolver aquela "barriga de tanquinho" com a qual sempre sonhou.

*Execução*: comece apoiando os cotovelos e joelhos no chão e, depois, eleve até se apoiar apenas nos antebraços e nas pontas dos dedos dos pés. As costas devem manter-se alinhadas e o abdômen, contraído.

Você pode começar ficando na posição por 30 segundos e fazendo de 3 a 5 repetições. Depois, conforme o desenvolvimento dos seus músculos do abdômen, aumente o tempo na posição para 50 segundos ou mais. De vez em quando, tente ficar até seu limite.

## O efeito da atividade física no cérebro
Como a cultura mudou os hábitos do *Homo Sapiens*

As atividades físicas têm sido recomendadas por cientistas e médicos para o tratamento de depressão e a melhoria da memória. Exercícios, em particular, levam à produção de certos neurotransmissores responsáveis por aliviar a dor física e mental e aumentar o potencial sináptico, ou seja, fortalecer as conexões dos neurônios no cérebro. Boa parte dos cientistas também acredita que a atividade física promove o crescimento de novos neurônios. A maioria das pesquisas nessa área vem focando os exercícios aeróbicos, que exercem seu efeito no cérebro por meio de vários mecanismos, incluindo a neurogênese (criação de novos neurônios), melhora do humor e liberação de endorfina. Adiante descrevemos como esses mecanismos agem para melhorar as funções cognitivas e o humor. Depois, explicaremos por que o exercício é naturalmente rejeitado em nossa sociedade atual, apesar dos enormes efeitos de recompensa gerados após sua prática.

Como já exposto, uma das mudanças mais significativas geradas pela prática regular de exercícios aeróbicos é a neurogênese, ou seja, a criação de novas células nervosas. Os novos neurônios são gerados no hipocampo, área do cérebro responsável pela criação de memórias e inteligência espacial. Em nível celular, o estresse gerado pelo exercício físico é responsável por estimular o fluxo de cálcio, que ativa os "fatores de transcrição" nos neurônios do hipocampo já existentes. O fator de transcrição ativa a expressão do gene, ou seja, o fator neurotrófico entregue ao cérebro (BDNF, na sigla em inglês), criando proteínas BDNF que agem para promover a neurogênese. Assim a geração do BDNF é uma resposta protetora ao estresse, e o BDNF age não somente para gerar novos neurônios, mas também para proteger os já existentes e para promover plasticidade cerebral, que é a eficiência da transmissão sináptica entre neurônios, considerada a base para o aprendizado e a memória.

A manutenção dos neurônios do hipocampo é particularmente mais relevante para indivíduos acima dos 30 anos, já que é nessa idade que o corpo naturalmente começa a sofrer perda gradual de conexões cerebrais devido a perdas hormonais. Os exercícios aeróbicos agem de forma a reforçar as conexões cerebrais entre neurônios, criando uma rede mais densa, que se torna mais capaz de processar e guardar informações. Esse fato – somado a pesquisas controladas – sugere que os exercícios aeróbicos têm efeito terapêutico na prevenção de doenças degenerativas como o Alzheimer e Parkinson, que progridem por meio da perda de neurônios. Realmente, a correlação entre Alzheimer e estilo de vida – incluindo aí atividades físicas, relações sociais, prática de uma segunda língua – é obvia e já foi provada por muitas pesquisas. Além disso, o exercício tem demonstrado maior proteção contra Parkinson, como foi observado pelos experimentos com ratos em laboratórios, pois aumentam a produção do neurotransmissor dopamina, responsável pela excitação, atenção e concentração.

A melhora cognitiva foi constatada pela seguinte pesquisa controlada: um grupo de indivíduos de 60 a 75 anos e um grupo de indivíduos de 18 a 24 anos foram acompanhados realizando exercícios em um ambiente controlado. O resultado foi uma melhora das funções cognitivas – como planejamento, organização e memória de trabalho – no grupo de indivíduos mais velhos, enquanto, no grupo dos mais novos, os benefícios foram menos óbvios. Em compensação, uma análise de ondas cerebrais foi conduzida para medir a velocidade cerebral em resposta a estímulos antes e após o início das atividades físicas. No grupo mais jovem, houve um aumento de 35 milissegundos na velocidade, enquanto, no grupo dos mais velhos, houve menor perda cognitiva.

### Exercícios e felicidade

Não é possível se exercitar somente para alcançar excelência cognitiva, porém a atividade física otimiza os funções cognitivas durante atividades que demandam raciocínio lógico. É possível se exercitar para alcançar melhora de humor e mais felicidade, já que vem sendo demonstrada grande correlação com o tratamento de depressão em diversos estudos. O que normalmente gera a depressão é a falta de um neurotransmissor inibidor responsável pela regulação do humor chamado serotonina, junto com o neurotransmissor excitativo noradrenalina. Os exercícios em geral aumentam a concentração desses neurotransmissores por meio da estimulação do sistema nervoso. Além do mais, a serotonina tem uma relação recíproca com o BDNF, já que ele aumenta a produção de serotonina, e, ao mesmo tempo, a serotonina estimula a produção do BDNF. Como os exercícios aumentam a produção de BDNF diretamente, ocorre um reforço do ciclo serotonérgico no BDNF, indicando que atividade física tem um grande potencial para melhorar o humor.

Outro fator a ser considerado é a endorfina, um hormônio liberado pela glândula pituitária em resposta ao estresse ou à dor. Exercícios aeróbicos, principalmente, estimulam a produção de endorfinas após 30 minutos de atividade. A endorfina tende a minimizar o desconforto do exercício e ainda gera uma sensação de euforia. Não se sabe se a endorfina é diretamente responsável pela sensação de euforia ou se ela age bloqueando a dor, permitindo, assim, que o sentimento de prazer associado aos neurotransmissores como a dopamina e a serotonina se tornem mais aparentes. A endorfina é viciante, portanto, uma vez que uma rotina de exercícios for estabelecida, o corpo sentirá necessidade de doses regulares de endorfina. De fato, o efeito da endorfina é muito notável e assemelha-se a opioides como a morfina e a heroína. *Se são tantos os benefícios associados à atividade física, por que somente 15% dos americanos a praticam?* A razão talvez se fundamente no fato de o ser humano moderno, diferentemente de nossos ancestrais da época pré-agricultura, há 10 mil anos, não depender da caça para sobreviver, uma vez que a agricultura proporcionou um rápido estoque de alimentos. Assim, as atividades físicas aparentemente tornaram-se menos necessárias para a sobrevivência da espécie humana em curto prazo. Isso fez com que o ser humano ficasse menos motivado a se locomover, gerando o sedentarismo. *Mas por que, mesmo sabendo de todos os benefícios associados à prática regular de exercícios, o ser humano em geral não se compromete a segui-la*? O mecanismo cerebral responsável pela motivação ocorre nos centros dopaminérgicos do nosso cérebro, que opera por meio do ciclo estímulo-resposta. Este se baseia no princípio de que, para haver motivação, e, portanto, estímulos, é necessária uma gratificação imediata. A resposta certamente está no fato de que a recompensa ou gratificação gerada pela atividade é lenta, ou seja, não se pode notar um efeito imediato. São necessários 30 minutos diários de atividade para que o efeito eufórico seja alcançado. Esse efeito, porém, nem sempre é alcançado por indivíduos que não têm o hábito de se exercitar. Com tantas distrações em nossa sociedade atual – como trabalho, televisão, computador e *video games* –, estamos nos tornando habituados a esse estilo de vida. Além disso, temos o fato de o subconsciente poder usar o sentimento de fadiga como uma resposta antecipada de regulação ao exercício, a fim de preservar a homeostase (equilíbrio do organismo), possivelmente, assim, desencorajando a continuação do exercício pelo tempo necessário de resposta. É mais provável que, em curto prazo, somente a dor e o desconforto associados à prática de atividades físicas sejam percebidos pelos não adeptos, tornando-os assim mais propensos a desistir. Para que os exercícios passem a fazer parte da rotina de todos, talvez seja preciso encontrar meios de motivação para a sociedade em geral, destacando seu efeito eufórico. Desse modo, o corpo trabalhará naturalmente para que a prática seja desejada e, consequentemente, incorporada em nosso dia a dia. A boa notícia é que, em nossa sociedade atual, somos bombardeados diariamente por notícias que nos estimulam a praticar atividades físicas. Com este guia, tentamos tornar este processo muito mais fácil e, claro, alinhado à dieta dos nossos ancestrais e ao estilo de vida deles, poderemos alcançar esse objetivo facilmente.

## Reprograme seus genes para a queima de gordura, a saúde e a autorrealização

A ideia de que somos fadados geneticamente a um destino definido tem perdido força ultimamente devido à adoção mais humanista e comportamental em relação à expressão de nossos genes. Esse processo foi desenvolvido por médicos psicanalistas como Skinner e Maslow (autor da pirâmide das necessidades), e alinhado ao movimento atual, que suporta a liberdade de expressão, individualidade, direito de orientação sexual etc.

Ainda assim, muitos críticos vão contra esse argumento, alegando não ser possível reprogramar nossos genes por meio de diferentes dietas e estilo de vida. Claro que nossos genes são estabelecidos no período pré-natal e nosso DNA é copiado em cada célula de nosso corpo. Mas isso não significa que não podemos modificar ou reprogramar a expressão dos nossos genes, como muitos estudos e experimentos apontam.

Por meio de experimento com animais, Skinner provou que podemos ensinar-lhes determinado comportamento por meio de estímulos. Por exemplo, cachorros sabem que ganharão comida ao escutar determinados barulhos. Se dermos um choque em um

**Figura 9.2** Pirâmide de Maslow

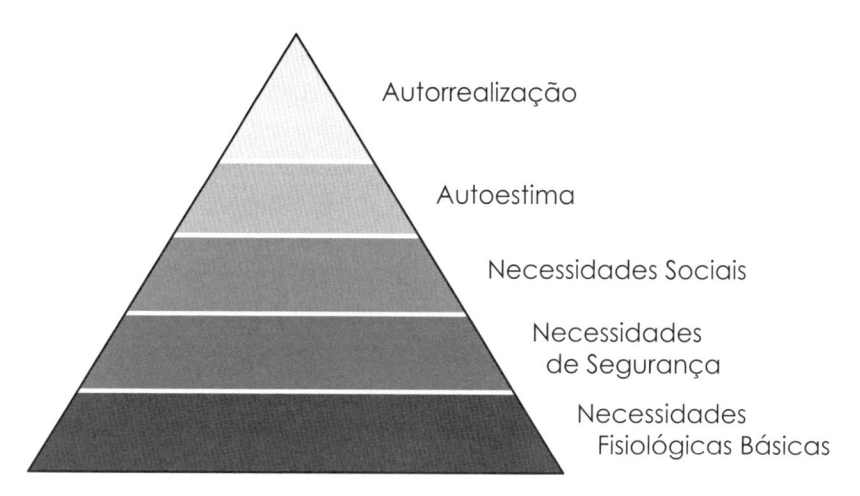

- Autorrealização
- Autoestima
- Necessidades Sociais
- Necessidades de Segurança
- Necessidades Fisiológicas Básicas

rato toda vez que ele executar algo que não deveria, ele aprende a não mais agir assim, pois o resultado gerado não é o desejado. Isso se aplica a cada momento de nossas vidas por meio de escolhas feitas consciente ou inconscientemente sobre os estímulos que receberemos. Por exemplo, nos próximos minutos, podemos decidir se iremos correr no parque ou deitar no sofá e assistir à TV. Em longo prazo, podemos decidir se iremos fazer uma pós-graduação no exterior ou se continuaremos fazendo o mesmo de sempre.

Maslow desenvolveu a teoria das necessidades humanas, que sugere que para nos desenvolvermos, social ou intelectualmente, antes precisamos suprir nossas necessidades mais básicas, para que, assim, possamos desenvolver as necessidades mais altas progressivamente (ver a Figura 9.2, que apresenta a pirâmide da hierarquia das necessidades de Maslow).

Uma vez supridas nossas necessidades mais básicas – como a alimentação –, podemos decidir em qual ambiente físico conviveremos para suprir nossas necessidades sociais e intelectuais. Um exemplo seria passar o final de semana bebendo em um bar ou fazendo uma caminhada na praia ou se juntando a um grupo de leitura.

Segundo Dr. Randy Jirtle, da Universidade de Duke:

> Penso no nosso genoma como um *hardware*. Se você tivesse que programar seu computador você não iria mudar o *hardware*, mas, sim, o *software*, pois é ele que diz o que o computador deve fazer. Dessa forma, já que quando programamos ou reprogramamos um computador o *hardware* não muda, igualmente poderíamos reprogramar nossos genes sem dizer que nossos genes mudaram.

No caso dos genes, o que realmente está mudando é o epigenoma. O epigenoma seria como o *software* que diz ao computador como e quando trabalhar.

Nossos genes não são nosso destino. Nós temos um controle imenso sobre ele por meio de escolhas durante nosso dia para ativarmos ou desativarmos os genes para resultados físicos ou mentais.

Há muitas versões possíveis de nós mesmos, e nós é que escolheremos qual versão nos tornaremos. É nosso papel fazer as escolhas que permitirão que nossos genes ajam para a queima de gordura, desenvolvimento muscular, longevidade e saúde. Se não fizermos as escolhas para isso, o contrário é que prevalecerá.

Assim, criamos este guia para que todos alcancem o máximo de saúde e disposição física e mental. Epigenética é a origem do motivo pelo qual fazemos o que fazemos. Viver como nossos ancestrais nos permite expressar nossos genes da melhor maneira possível.

Para que você tenha sucesso com esta dieta em longo prazo (em curto prazo, mais de 90% das pessoas terão), é preciso adotar uma estratégia. Isso significa que, aos poucos, durante o processo de queima de gordura corporal, você deverá se sentir mais disposto, com mais energia e vigor físico. Por esses motivos, é importante que você sinta, dia após dia, como esses benefícios influenciam positivamente sua vida. Assim, desejará permanecer nesse estado para sempre. Aos poucos, as papilas gustativas de sua boca e língua irão se acostumar com os alimentos que você agora consome, e isso fará com que sua vontade de consumir doces e alimentos refinados desapareça completamente. Este processo em geral leva de duas a três semanas, portanto esse é o período mínimo para você se manter na dieta, mesmo já tendo perdido de 3 a 6 quilos. Com isso, sua chance de programar o seu cérebro a manter esses hábitos ao longo de sua vida e continuar com o processo de perda de gordura corporal é bem maior. A partir desse momento, é importante que foquemos no processo em que estamos nos condicionando diariamente mais do que em suas consequências. Assim aprenderemos a viver melhor o presente, onde está a chave do sucesso e da felicidade, e a usarmos nossos objetivos como um guia e não como uma obsessão que nos impede de viver os benefícios que desejamos obter.

Ao longo desse processo, você passará a focar sua vida em assuntos mais importantes, menos estressantes emocionalmente, e o seu nível de energia, concentração e memória estará mais alto do que nunca. Isso com certeza irá ajudá-lo em seu processo de motivação e o deixará mais feliz e disposto a reforçar tais hábitos.

É hora de você incorporar em seus hábitos o principal propósito da dieta dos nossos ancestrais e se livrar de hábitos e motivadores estressantes e confusos, que não são saudáveis, pois não dão ênfase a objetivos superiores de longo prazo. Para que isso aconteça, é importante tornar a sua vida e seus hábitos alimentares mais simples e práticos a cada dia, para que você tenha mais tempo e maiores níveis de energia para focar no que é realmente importante para você. Vamos juntos incorporar os hábitos mais saudáveis de nossos ancestrais em seu dia a dia e usar isso como um meio para você obter mais saúde e atingir a autossuperação. Honremos nossos genes e nossa carga genética desenvolvidos há milhões de anos para que, assim, possamos usufruir o melhor oferecido para nós neste novo milênio cheio de novidades e descobertas.

## Capítulo 10
# Suplementos: vitaminas e minerais essenciais

Seguir o estilo de vida dos nossos ancestrais tem como maior objetivo propiciar uma vida mais saudável, mais feliz, mais longa e mais produtiva possível. Nossos genes, de mais de 10 mil anos atrás, esperam que possamos imitar ao máximo o estilo de vida que nossos ancestrais levavam, comendo e nos movendo como eles. Embora existam muitas coisas que possamos fazer e comer hoje bem parecidas às que nossos ancestrais faziam e comiam, ainda existem muitos obstáculos que nos impedem de viver de acordo com o que nossos genes estão adaptados. Luzes artificiais nos fazem ficar acordados por muito mais tempo, e, assim, dormimos menos do que gostaríamos. Em vez de estarmos andando e colhendo alimentos à luz do sol, ficamos quietos entretidos com aparelhos eletrônicos dos mais variados tipos. Nem sempre temos acesso aos melhores alimentos ou mesmo conhecimento para reconhecê-los. Tomamos remédios para mascarar nossos sintomas em vez de deixar nosso corpo lidar diretamente com o problema. Enfim, é difícil viver de forma saudável hoje em dia.

Vários estudos feitos ao longo das últimas décadas comprovam os benefícios do consumo de minerais e vitaminas essenciais, muitos dos quais foram comprovados por meio de experimentos científicos controlados com seres humanos, assim como com animais. A ciência da veterinária há muito vem descobrindo como curar enfermidades de animais por meio de suplementação dos 90 minerais essenciais, dos quais mamíferos e seres humanos igualmente dependem para fornecer a matéria-prima de que o corpo precisa para aumentar sua capacidade de manter um equilíbrio químico necessário para atingir o potencial máximo de sobrevivência. Os veterinários perceberam que, quando os animais carecem de vitaminas e minerais, eles os procuram incessantemente em seu ambiente natural, pois instintivamente sabem que precisam desses minerais para assegurar sua sobrevivência em longo prazo. Durante anos, foi testado o consumo de determinados minerais e vitaminas na ração desses animais, para estabelecer uma relação entre esse consumo e a manifestação de diversas doenças. Descobriram que é possível aumentar os anos de vida dos animais de criação, para, assim, diminuir os custos relativos a sua produção e vender mais produtos a preços de mercado mais competitivos. Essas descobertas nos possibilitaram consumir produtos de qualidade com custo menor ao longo das últimas décadas, contribuindo, dessa forma, para a diminuição da fome e para uma nutrição mais saudável e inclusiva para todas as classes sociais.

Muitas pesquisas contribuíram enormemente para o conhecimento científico da humanidade sobre o potencial curativo dos minerais e vitaminas, os quais mudaram a ciência da veterinária e a cultura das criações de animais, como já vimos. Em seguida descreveremos algumas pesquisas controladas que mostram como os seres humanos podem se beneficiar com o consumo de vitaminas e minerais específicos, e faremos uma reflexão sobre o que nos impede de tomar as mesmas medidas que os veterinários tomaram décadas atrás para aumentar o tempo de vida dos animais. Além disso, recomendaremos alguns suplementos importantes com grande potencial para melhorar diversos aspectos da saúde.

## Magnésio

A dieta dos nossos ancestrais não carece do mineral magnésio. Porém, a maioria das pessoas acima do peso é resistente à insulina, diabética ou hipertensa e, em geral, deficiente em magnésio. De fato, mesmo quando não há nenhum sintoma de problemas de saúde, grande parte das pessoas acima do peso necessita, em certo grau, de magnésio. No entanto, é importante que aquelas que se encaixem nesse perfil consumam esse mineral regularmente durante o período de transição, e, caso elas não consigam manter o nível ideal de magnésio após o período de transição da dieta, é necessário que mantenham a suplementação. Em torno de 70% das pessoas que seguem a dieta tradicional no Brasil não consomem quantidades suficientes de magnésio recomendadas. Assim, creio que é importante tomar esse suplemento pelo menos até encontrar o nível ideal por meio da dieta – o que pode demorar ou não ser possível para algumas pessoas.

Bons níveis de magnésio também ajudam a regular os níveis de potássio. Já que o magnésio é usado pelo corpo em 300 ou mais reações químicas, sua carência pode causar problemas – um dos mais comuns é o aumento de "desejo" por carboidratos. A melhor maneira de consumir magnésio é por meio de suplementação diária de 300 mg a 400 mg. Este mineral tem efeitos relaxantes, por isso recomenda-se que seja consumido no final de tarde ou antes de dormir.

## Selênio

Um dos minerais mais importantes, se não o mais importante de todos.

As funções essenciais do selênio não foram estabelecidas até 1973, quando, então, o Dr. J. T. Rotruck e seus colegas da Universidade de Wisconsin descobriram que o selênio é um componente de uma enzima antioxidante produzida nas membranas celulares para que as células se protejam de radicais livres que podem destruir ou danificar suas funções celulares, causar mutação do DNA e dar início a muitas das doenças associadas ao envelhecimento.

O selênio é um componente essencial para o funcionamento de muitos outros componentes que são responsáveis por causar diversas reações químicas do organismo. Os componentes do selênio estão envolvidos na manutenção do sistema imunológico para proteger e fazer a manutenção do DNA.

A carência de selênio nos humanos pode causar esterilidade feminina, infecções, problemas de crescimento e insuficiência pancreática.

O Dr. Passwater conduziu pesquisas com o selênio que comprovaram sua ação preventiva contra o câncer há mais de quatro décadas. Após o início de suas pesquisas, ao longo das últimas décadas, milhares de estudos mecanísticos, centenas de estudos controlados com animais e dezenas de estudos epidemiológicos (observacionais/populacionais) foram conduzidos, sendo que muitos deles atingiram resultados similares.

Em dezembro de 1996, o Dr. Larry Clark e seus colegas publicaram um grande estudo clínico controlado no *Journal of the American Medical Association*. Esse estudo memorável demonstrou que a suplementação de selênio com doses de 200 microgramas de fermento de selênio diárias resultou em uma diminuição de 50% nos índices de câncer, assim como uma redução de 53% nos níveis de câncer de pulmão.

Em 2003, um grande estudo conduzido por franceses, chamado de SU.VI.MAX, resultou em uma diminuição de 37% nos níveis de morte por câncer e 30% nos níveis de incidência. Foram adicionados 100 microgramas de selênio na dieta dos participantes, assim como vitaminas C, E, betacaroteno e zinco.

Outro estudo clínico envolvendo 130 mil chineses demonstrou que o consumo de selênio tem efeitos protetores contra o câncer. Nos chineses que receberam suplementação, houve uma redução de 35% na incidência de câncer hepatocelular, em comparação aos que não receberam (YU, S. Y., 1997).

Recentemente, a redução de diversos tipos de câncer foi mais especificamente demonstrada por meio de um estudo de cinco anos conduzido em duas universidades americanas. Ficou demonstrado que 200 µg de selênio ingeridos diariamente resultaram em 63% menos tumores de próstata, 58% menos cânceres colorretais, 46% menos processos malignos do pulmão, além de 39% menos mortes por câncer em geral.

O resultado de muitos desses estudos conduzidos nas últimas décadas tem demonstrado a grande importância desse mineral, tanto em estudos com animais quanto com seres humanos. Não somente a incidência de câncer foi reduzida como o índice de mortalidade caiu ainda mais, o que leva a maioria dos estudiosos a concluir que os tumores não estão somente sendo controlados, mas também completamente destruídos.

O selênio é geralmente consumido em quantidade suficiente pela maioria das pessoas, mas, devido a sua grande importância, é extremamente necessário que fiquemos atentos para consumi-lo em quantidades ótimas. Esse mineral é encontrado em abundância em carnes e ovos, vegetais e nozes. A castanha-do-pará, especificamente, contém grandes quantidades de selênio, porém, por ser um alimento rico em gorduras poli-insaturadas ômega 6, deve ser consumido moderadamente.

## Vitamina E

A vitamina E é uma vitamina solúvel em gordura encontrada em muitas fontes, principalmente em carnes, além de ser também um antioxidante. Antioxidantes são substâncias que destroem radicais livres (componentes prejudiciais ao organismo que danificam o DNA das células e que podem levar ao desenvolvimento de diversas doenças). Radicais livres contribuem para o processo de envelhecimento assim como para inúmeros problemas de saúde – por exemplo, câncer e problemas cardíacos –, podendo levar à morte. Antioxidantes fornecem uma proteção contra os radicais livres e também ajudam a reduzir os danos à saúde causados por poluentes e substâncias tóxicas. A vitamina E também é importante para a formação de células sanguíneas vermelhas e ajuda o corpo a produzir vitamina K.

Níveis crônicos de deficiência de vitamina E causam problemas no fígado e nos rins. Embora a maioria das pessoas não careça seriamente de vitamina E no Brasil, muitas consomem níveis de vitamina E além do necessário. Um grande estudo feito com 29.133 fumantes descobriu que, por meio da suplementação diária de vitamina E, eles tiveram um menor risco de desenvolverem câncer de próstata e mortes causadas por esse tipo de câncer.

Nossos ancestrais, assim como as populações atuais não civilizadas, consumiam quantidades necessárias de vitamina E, que são abundantes em carnes selvagens. Obviamente, nos dias atuais e nas sociedades civilizadas, não temos como nos alimentar de animais selvagens. Assim, a melhor opção para a maioria das pessoas é consumir carnes e ovos de animais criados em pastos, principalmente os orgânicos, nos quais os animais são alimentados com capim natural. Como vimos anteriormente, a carne orgânica contém quantidades significativamente maiores de vitamina E se comparada à carne de gado não orgânica, alimentada com grãos. Por sorte, a maior parte do gado criado hoje em dia no Brasil ainda é alimentada com capim, apesar de a alimentação com grãos estar aos poucos sendo difundida.

## Potássio

O potássio está ligado ao sódio. Se você perder muito sódio devido ao efeito diurético do baixo consumo de carboidratos (por exemplo, faixa de queima de gordura – 0 g a 50 g de carboidratos), seu corpo irá perder muito potássio também. Manter o nível de sódio mais alto nessa faixa de consumo de carboidratos é importante para que o corpo não perca massa muscular durante o processo de queima de gordura. Assim como o sódio, níveis adequados de potássio previnem cãibras e a fadiga muscular. Você pode consumir mais potássio por meio de suplementação.

*Nota*: Caso esteja tomando remédios para pressão sanguínea, é melhor consultar seu médico.

## Óleo de peixe (ácidos graxos ômega 3)

Para as pessoas que não costumam comer peixes de água fria (salmão, atum etc.) pelo menos duas vezes por semana, ou para quem não consome grandes quantidades de carnes e ovos orgânicos, que têm quantidades substancialmente maiores de ômega 3 em comparação a carnes de gado alimentado com grãos e ovos de galinhas criadas em ambientes fechados, o ideal é tomar 1 cápsula de óleo de peixe de 1000 mg (ômega 3) pelo menos três vezes por semana. Os ácidos graxos ômega 3 – ácido eicosapentaenoico (*eicosapentaenoic acid*, EPA) e ácido docosahexaenoico (*docosahexaenoic acid*, DHA) – agem como antioxidantes e são solúveis em água e gordura. Dessa forma, eles conseguem facilmente ser digeridos e entrar nas células para curar os processos inflamatórios causados por substancias pró-oxidantes e radicais livres. Eles protegem membranas e agem como um nutriente celular. Ajudam o corpo a equilibrar o nível de glicose sanguínea, o que contribui para o processo de adaptação à ingestão de baixos níveis de carboidratos. Ácidos graxos ômega 3 podem reduzir o risco de doenças cardíacas por meio do aumento da circulação sanguínea, além de artrite e muitas doenças autoimunes.

O óleo de peixe tem sido testado em muitas pesquisas científicas como forma de tratamento para depressão e para sintomas como ansiedade, tristeza e insônia. Também tem mostrado redução dos sintomas de déficit de atenção em indivíduos. Tais benefícios também têm sido comprovados pela adoção da dieta dos nossos ancestrais.

O consumo de ômega 3 aumenta a capacidade cognitiva. Um estudo recente publicado no jornal americano *Alzheimer's and Dementia* mostrou que indivíduos acima de 55 anos, com sintomas de problemas cognitivos associados à idade e que tomaram 900 mg diárias de ácido graxo ômega 3 DHA ao longo de 34 semanas, tiveram melhora na aprendizagem e na memória. Estudos menos recentes também indicam que a suplementação de DHA gera benefícios cognitivos em curto (poucas semanas) e médio prazos (poucos meses) em indivíduos, especialmente para perdas de declínio mental associado à idade.

A doença de Alzheimer é nova para o ser humano, não havendo indício algum entre as 253 comunidades indígenas estudadas pelo Dr. Loren Cordain. Outros médicos historiadores notaram o surgimento de muitas doenças, incluindo o Alzheimer, entre os esquimós, poucas décadas após a introdução de alimentos "ocidentais" na dieta tradicional de algumas tribos, enquanto em outras que continuaram com sua dieta tradicional, os indivíduos não desenvolveram doenças cardíacas, câncer e Alzheimer.

Muitos antropólogos e pesquisadores como o Dr. Cordain afirmam que o principal nutriente que favoreceu o desenvolvimento do nosso cérebro como especial, ao longo do período paleolítico (a partir de 2,6 milhões de anos), foram os ácidos graxos ômega 3 DHA e EPA encontrados na gelatina dos ossos de animais, nos órgãos e no cérebro. Os indícios arqueológicos demonstram que era comum para os nossos ancestrais hominídeos pré-humanos, assim como para os paleolíticos modernos, consumir o cérebro e o caldo dos ossos dos animais, prática corriqueira após a caça. Os ácidos ômega 3 DHA e EPA e os outros nutrientes da dieta dos nossos ancestrais (obtidos pelo grande consumo de carnes desse tipo), assim como a carência de alimentos ricos em antinutrientes (que "roubam" as vitaminas e minerais do organismo de mamíferos como os seres humanos), são os principais responsáveis pela excelente saúde das tribos atuais, que continuaram seguindo costumes ancestrais.

Esse suplemento é atualmente recomendado por muitos médicos e nutricionistas, uma vez que seus benefícios são muito evidentes.

O ômega 3 também reduz os níveis de depressão em mulheres depressivas com idade média de 66 a 95 anos. Elas foram selecionadas para participar de um estudo em que, após divididas, um grupo foi tratado por meio da suplementação dos ácidos graxos ômega 3 DHA (0,83 g) e EPA(1,67 g), e o outro, por placebo. No final do período de oito semanas, o grupo de mulheres tratado com as doses de ômega 3 teve significativamente reduzidos os sintomas de depressão, seguindo a Escala Geriátrica de Depressão (*Geriatric Depression Scale*), assim como melhorada sua capacidade física e mental, de acordo com a "Pesquisa de Saúde dos 36 Itens de Formulário Curto" (*Short-Form 36-Item Health Survey*). Essa é uma evidência dentre muitas outras dos efeitos antidepressivos alcançados por meio da suplementação de ácidos graxos ômega 3.

## Vitamina D3

É recomendada para qualquer pessoa que não se exponha a pelo menos 20 minutos de sol diários, algo importante não somente para a produção da vitamina D3, mas também para a produção de serotonina, de grande utilidade para aqueles que estão começando a dieta dos nossos ancestrais e são estressados ou *workaholics*. Nesse caso, é importante que consumam pelo menos 1000 UI por dia desse nutriente. Além de outros benefícios, existem evidências de que esta vitamina ajuda a impulsionar a perda de gordura.

Vitamina D e a saúde física e mental

Um estudo recente sobre o consumo de vitamina D foi testado em indivíduos com idade média de 70 anos. Os indivíduos participantes desse estudo foram divididos em quatro grupos:

Grupo 1 – Recebeu uma injeção de 300,000 UI de vitamina D diretamente no músculo.
Grupo 2 – Recebeu uma injeção de placebo (remédio sem conteúdo algum) diretamente no músculo.
Grupo 3 – Tomou 300,000 UI de vitamina D via oral.
Grupo 4 – Tomou placebo via oral.

Esses indivíduos foram avaliados antes do estudo, durante um mês, e após receberem as respectivas dosagens. Os pesquisadores observaram as seguintes mudanças após o período de um mês: nos indivíduos do grupo 1, as dores antigas foram reduzidas e houve melhora da capacidade mental, mobilidade funcional e da qualidade de vida física, mental e suas habilidade sociais. Nos indivíduos do grupo 2, as dores foram reduzidas e houve melhora de algumas qualidades cognitivas. No grupo 3, as dores foram reduzidas e houve aumento da capacidade física. Os indivíduos do grupo 4 somente tiveram suas dores reduzidas.

Esse estudo nos prova que o consumo de vitamina D pode melhorar diretamente a saúde de indivíduos idosos. Pode-se dizer que a carência dessa vitamina, seja por falta de suplementação ou por falta de contato direto com o sol diariamente, leva a uma diminuição da capacidade geral do organismo como um todo, o que se manifesta com uma redução de capacidades físicas e mentais dos indivíduos idosos.

A injeção diretamente no músculo fez com que os níveis sanguíneos da vitamina D fossem maiores, o que prova que esse método é bem mais eficaz do que a suplementação oral. Isso deveria servir como base para que médicos e nutricionistas induzissem seus pacientes a consumir níveis adequados dessa vitamina, o que resultaria em uma melhora da saúde física e mental e da qualidade de vida dos pacientes idosos.

A carência de vitamina D é um problema que pode ser facilmente testado e resolvido; basta uma conscientização da área da saúde e da população para suprir suas necessidades, obtendo, assim, uma vida mais saudável e provavelmente mais longa.

## Vitamina D e o câncer

Em outro estudo epidemiológico, ou seja, baseado em resultados obtidos em uma determinada população, foi estabelecida uma relação entre o consumo de 400 UI ou mais de vitamina D por dia, com uma redução de 26% nos riscos de câncer de mama. Muitos estudos já têm demonstrado a relação entre a suplementação de vitamina D e a diminuição de ocorrências de câncer de mama.

Em 2005 uma meta-análise (grupos de estudos relevantes) constatou que 9 em 13 estudos obtiveram a relação entre níveis altos de vitamina D e menores riscos de câncer de mama. Nesses estudos, também foi descoberta uma relação entre altos níveis de vitamina D e a diminuição do risco de câncer de colón e próstata.

Novamente, nossos ancestrais passavam longos períodos expostos ao sol em seus respectivos ambientes naturais, por isso a pigmentação de sua pele adaptou-se a isso, ao longo de dezenas ou centenas de milhares de anos, no período paleolítico mais recente, de acordo com pesquisadores paleoantropólogos. A exposição ao sol possibilitou uma adaptação natural da pele para que pudesse absorver melhor os raios solares, havendo uma síntese melhor da vitamina D e tornando a pigmentação mais clara em climas mais temperados.

## Vitamina B12

A vitamina B12 é extremamente essencial para os seres humanos, pois tem a função de absorção da cobalamina, que faz com que sejam produzidas células vermelhas. A vitamina B12 é importante na prevenção de problemas cardíacos, para o metabolismo dos aminoácidos essenciais e para a saúde do sistema nervoso. A consequência mais comum da carência da vitamina B12 em nosso organismo é a anemia perniciosa, devido à falta de glóbulos vermelhos no sangue, o que pode gerar, em longo prazo, fraqueza, fadiga muscular, constipação e perda de apetite, assim como diminuição da capacidade mental e distúrbios do sistema nervoso.

O suplemento dessa vitamina somente é necessário para pessoas que não consomem alimentos derivados de animais em quantidades suficientes, pois essa vitamina não está disponível em alimentos vegetais. Como naturalmente o ser humano adaptou-se ao longo de milhares de anos a consumir alimentos derivados de animais, dificilmente carecemos desse nutriente – principalmente se seguirmos os hábitos dos nossos ancestrais e das culturas não civilizadas. Veja na Tabela 10.1 a relação entre a vitamina B12 e os alimentos derivados de animais.

**Tabela 10.1** Vitamina B12 nos alimentos derivados de animais

| Alimento (porção de 100 g) | Porcentagem do suprimento das necessidades diárias |
|---|---|
| Fígado | 80% |
| Ostras | 570% |
| Carne de vaca | 40% |
| Ovos | 20% |
| Peixes | de 15% a 40% |

Vitamina B12 e a função cerebral

Em um estudo conduzido recentemente no *Journal Neurology*, um grupo de 65 indivíduos foi reunido para que seus níveis de vitamina B12 fossem medidos, incluindo a medição dos níveis sanguíneos e homocisteína. Quatro anos e meio depois esses indivíduos foram examinados para testar suas capacidades cognitivas. Em geral, os testes que indicaram níveis baixos da vitamina B12 foram associados a um baixo nível de cognição e a um menor volume cerebral.

Esse e outros estudos comprovam o papel fundamental da vitamina B12 para a diminuição do declínio mental relacionado ao envelhecimento. Novamente, escolher o que estamos adaptados geneticamente a consumir é a melhor maneira de mantermos o nível ótimo desta vitamina.

## Suplementos não essenciais, mas que podem ajudar na transição para a dieta de nossos ancestrais
5-hidroxitriptofano (5-HTP)

Para as pessoas que costumavam consumir quantidades extravagantes de carboidrato, que é o caso da maioria das pessoas que faz a transição para a dieta dos nossos ancestrais, é importante que prestem atenção em seus estados de humor durante a transição. Aqueles que adotam a dieta dos nossos ancestrais têm relatado grande aumento de energia durante esse período, o que pode refletir em uma queda inicial de produção do neurotransmissor inibidor (responsável pelo relaxamento) chamado serotonina, pois, após consumo de carboidratos, o nível de serotonina aumenta. A serotonina é um regulador de humor responsável por manter a harmonia entre áreas do nosso cérebro, e ainda nos ajuda a pegar no sono. Esse efeito normalmente é transitório e, para a maioria das pessoas, essa queda temporária não chega a ser um problema. Porém, para os estressados, *workaholics* ou pessoas com tendência a ser obsessivas e ansiosas, é melhor tomar um cuidado especial. Quem sente uma grande vontade de consumir carboidratos em determinados horários em geral está com seus níveis desregulados. O 5-HTP é um precursor de serotonina.

Tomar 5-HTP aumentará os níveis de serotonina. O melhor horário para tomar o 5-HTP é das 16 h às 17 h, pois é nesse período do dia que o nível de serotonina geralmente cai para a maioria das pessoas. É por isso também que nesse horário há maior queixa de dor de cabeça. A quantidade recomendada é de 1 cápsula de 50 mg a 100 mg por dia. Para quem tem dificuldade de dormir, recomendamos que se tome outra cápsula 1 ou 2 horas antes de dormir.

## Inositol

Inositol é um suplemento que, assim como o HTP-5, aumenta a produção de serotonina, além de aumentar a produção de ácido alfa-aminobutírico (GABA), outro neurotransmissor não excitatório, com efeito relaxante. Esse suplemento é recomendado para ser usado nas primeiras semanas da dieta, para quem sentir desejos por carboidrato, ou para quem tem o perfil citado anteriormente. O inositol oferece benefícios para quem tem depressão – quando o nível de fluido cerebroespinhal é diminuído – ou distúrbios bipolares, transtorno obsessivo compulsivo e outros.

## L-tianina

Este é um aminoácido encontrado no chá verde, que é responsável por seu gosto e seus efeitos relaxantes. O consumo de L-tianina aumenta a produção de serotonina e GABA e também causa um impacto significativo na redução de estresse e ansiedade. A L-tianina age unindo aos receptores do neurotransmissor excitatório no cérebro o glutamato, de forma a bloqueá-los, e, assim, sua transmissão sináptica é interrompida*. Indivíduos que tomam L-tianina sentem o efeito relaxante do aumento da atividade das ondas alfa (aquela responsável pela frase *zen* "estou em alfa") no cérebro. A dose recomendada é de 100 mg no final de tarde para as pessoas que apresentam "desejos" muito fortes por carboidratos nas primeiras semanas da dieta aqui proposta. O consumo deve ser retirado gradualmente depois de um certo período.

---

\* Suplemento popular nos Estados Unidos, porém pouco conhecido no Brasil e somente encontrado em farmácias de manipulação.

Capítulo 11

# Carnes orgânicas

## Por que optar pela carne orgânica?

As carnes orgânicas em geral são mais ricas do que as tradicionais em vitaminas e ácidos graxos essenciais. Veremos a seguir, em detalhes, quais nutrientes estão presentes nas carnes orgânicas.

## Carne bovina

Provitamina A: betacaroteno

A vitamina A normalmente é encontrada na forma de betacaroteno e retinol e é convertida pelo organismo. A vitamina A é necessária ao ser humano em quantidades acima de 5000 UI por dia. Análises revelam que a dieta norte-americana fornece 80% da quantidade diária necessária. Quantidades insuficientes de vitamina A podem causar problemas de visão, ressecamento da pele e aumento de infecções, o que é mais comum do que muitos pensam.

Essa vitamina é encontrada em abundância em alimentos como fígado, gema de ovo, queijo e leite.

Diversos estudos como o de Simonne et al., 1996, e Yang et al., 2002, descobriram que o gado criado no pasto contém quantidades significativamente maiores de betacaroteno nos tecidos musculares, quando comparados aos animais alimentados com grãos e confinados. No estudo de Descalzo et al. (2005), as concentrações de betacaroteno variaram de 0,63 µg/g a 0,45 µg/g para o gado de pasto e de 0,06 µg/g a 0,5 µg/g para o gado confinado, uma diferença dez vezes maior.

## Vitamina E: alfa-tocoferol

Vitamina E é uma vitamina solúvel em gordura e é encontrada em abundância principalmente em carnes e ovos. Ela também é um antioxidante, ou seja, uma substância que ajuda a prevenir danos às células do corpo. A vitamina E é importante também para que o corpo produza células vermelhas.

De acordo com Yang et al., 2002b, e Faustman et al., 1998, a concentração de alfa-tocoferol natural encontrada na carne de gado confinado é de aproximadamente 2,0 µg/g de músculo, enquanto no gado de pasto varia de 5,0 µg/g a 9,3 µg/g, dependendo do tipo de alimentação do gado.

Estudos têm demonstrado que o consumo de vitamina E pode ajudar a prevenir ou atrasar o desenvolvimento de doenças cardíacas (JIALAL e FULLER, 1995).

## Ácidos graxos ômega 3 e ômega 6

Diversos estudos têm demonstrado que um dos benefícios do consumo de ômega 3 é a diminuição no risco de desenvolvimento de doenças cardíacas. Esses ácidos graxos essenciais diminuem os níveis de inflamação e reduzem os níveis de triglicérides, amenizam dores nas juntas, protegem contra câncer de próstata e de pele e proporcionam benefícios para o cérebro, como a melhora da memória e diminuição nos casos de depressão. Os ácidos graxos ômega 6, pelo contrário, promovem a inflamação, o que pode levar ao entupimento dos vasos sanguíneos e causar danos nos órgãos do corpo, se consumidos em excesso. Os ácidos graxos ômega 6 são encontrados principalmente em óleos vegetais processados, como de girassol, de soja, de milho, em amendoins etc.

A alimentação dos animais tem efeito significativo no perfil de ácidos graxos de suas carnes, e a quantidade de gordura total depende da raça e da alimentação do animal. De acordo com Fench et al. (2000), no gado de pasto o teor de ômega 3 na carne é cerca de 60% maior, o que gera uma proporção mais favorável entre ômega 6 e ômega 3. A carne convencional apresenta proporção de 4:1 (na proporção ômega 6:3), enquanto o gado de pasto apresenta proporção de 2:1. Outros estudos como o de Rule et al., 2002, demonstraram resultados semelhantes, com uma maior porcentagem de ômega 3 em gado alimentado com capim e menor em gado alimentado com grãos.

A proporção ideal de ômega 6:3 varia, na opinião de nutricionistas, entre 4:1 e 2:1. A proporção na dieta média da população brasileira é de 20:1, muito acima do recomendado, devido à alimentação rica em óleos vegetais, milho e soja. Esse estudo_mostra que os participantes alimentados com carne de gado de pasto tiveram aumento na composição de ômega 3 em suas plaquetas e no plasma sanguíneo, melhorando assim sua proporção de ômega 6 para ômega 3.

## Ácido linoleico conjugado ao gado de pasto

O termo ácido graxo conjugado (CLA, sigla em inglês) é um grupo de ácidos graxos poli-insaturados encontrados na carne bovina, de carneiro, e em produtos de laticínios.

Ao longo das duas últimas décadas, muitas pesquisas feitas em ratos têm demonstrado vários benefícios no consumo de CLA, como redução nos níveis de desenvolvimento de câncer, aterosclerose, início de diabetes e controle de peso. Em 1996, um estudo conduzido por Carol Steinhart demonstrou que os níveis de colesterol LDL (ruim) foram reduzidos em hamsters e coelhos tratados com CLA, o que resultou em uma diminuição significativa na formação de plaquetas nas artérias destes animais. Este e outros estudos demonstram que o consumo de CLA tem o potencial para diminuir os riscos de problemas cardíacos. Pesquisas têm demonstrado que a carne do gado alimentado com capim não só possui quantidades mais altas da vitamina A e E, como também possui maior quantidade de CLA.

Duckett et al., 1993, e Fench et al., 2000, descobriram que a carne do gado alimentado com pasto fornece aproximadamente 123 mg de CLA em um hambúrguer padrão com 10% de gordura. O mesmo hambúrguer produzido com carne de gado confinado fornece 48,3 mg.

## Frango e ovos orgânicos

O ovo orgânico é mais nutritivo do que o ovo comum, pois tem maior concentração de alguns nutrientes como a **colina,** por exemplo. A colina é um precursor do neurotransmissor acetilcolina, que atua na memória. A deficiência de colina pode estar associada ao aparecimento de Alzheimer. O ovo orgânico também possui 20% mais **vitamina A** e 15% mais **cálcio** do que o ovo não orgânico.

Tanto o ovo quanto o próprio frango orgânico são produzidos livres de antibióticos e hormônios, que são prejudiciais à saúde. Além disso, uma vez que os animais são mais bem alimentados, também possuem uma melhor distribuição de ômega 6:3. O frango orgânico, por exemplo, possui 38% mais **ômega 3** e 30% mais **cálcio** do que o convencional.

Hoje em dia já estão sendo criadas galinhas que botam ovos enriquecidos em vitamina E e ômega 3, pois é adicionada linhaça em sua alimentação, semente rica em ômega 3, o que acaba tornando os ovos também ricos nesses ácidos graxos. Algumas marcas já vendem ovos com cinco vezes mais ômega 3 que os ovos brancos tradicionais por apenas 4 ou 5 reais a dúzia. O ovo no Brasil e em outros países em desenvolvimento é com certeza o alimento mais nutritivo e viável economicamente para a maioria da população.

Esperamos ter mostrado alguns dos benefícios no consumo da carne orgânica. Em sua próxima visita ao supermercado, lembre-se dessas vantagens! Sua saúde agradece.

# Capítulo 12
# Receitas para a dieta dos nossos ancestrais

## Peixes

**Peixe assado no leite de coco**

*Ingredientes*
- 1 dourado grande
- 1 pimentão vermelho
- ½ xícara de azeite
- cebola, salsa, coentro, sal, limão, para temperar
- 1 vidro de leite de coco (use o leite de coco natural)
- farinha de mandioca
- molho de tomate

*Modo de preparo*

Limpe o peixe, esfregue-o com os temperos e o pimentão (de preferência vermelho) e deixe-o marinar. Depois leve o peixe para uma assadeira com os temperos e regue com bom azeite. Quando estiver quase pronto, junte cerca de duas conchas de molho de tomate e o leite de coco. Sirva com um bom pirão de farinha de mandioca.

## Bacalhau com tomate à indiana
(para 4 pessoas)

*Ingredientes*
- 3 colheres (sopa) de azeite
- 4 medalhões (pedaços) de bacalhau fresco com 3 cm de altura – pode ser substituído por bacalhau dessalgado
- 1 cebola bem picada
- 2 dentes de alho moídos
- 1 pimentão vermelho, sem sementes e picado
- 1 colher (chá) de coentro em pó
- 1 colher (chá) de cominho em pó
- 400 g de tomate picado
- ½ xícara de leite de coco
- 1 a 2 colheres (sopa) de salsa fresca picada
- sal e pimenta

*Modo de preparo*

Aqueça o azeite em uma frigideira em fogo médio. Junte os medalhões de peixe, já temperados com sal e pimenta, e frite-os até tostar, mas sem estar cozidos. Retire da frigideira e reserve.

Junte a cebola, o alho, o pimentão vermelho e as especiarias e cozinhe, em fogo baixo, durante 2 minutos, mexendo sempre. Junte os tomates e deixe ferver em fogo médio por cerca de 5 minutos.

Adicione o peixe à frigideira e cozinhe em fogo baixo durante 15 minutos, ou até o peixe estar bem cozido.

Retire da frigideira e coloque no prato. Adicione ao molho que ficou na frigideira o leite de coco e a salsa, e aqueça em fogo baixo.

Com uma colher, despeje o molho em cima do peixe e sirva.

## Misto de mariscos
(para 4 pessoas)

*Ingredientes*
- 2 camarões-tigre
- 125 g de camarão-d'água-doce
- 12 camarões pequenos crus
- 400 g de filé de dourado
- 55 g de manteiga pura (não use margarina)
- 12 vieiras em conchas
- sumo e casca ralada de 1 limão
- 1 pitada de açafrão em pó
- 1 litro de caldo de legumes
- 100 ml de vinagre branco
- 1 colher (sopa) de pimenta rosa em grãos
- 100 g de cenoura *baby*
- 150 g de queijo fresco orgânico
- sal e pimenta

*Modo de preparo*

Descasque os camarões-tigre, os d'água-doce e os pequenos. Corte em fatias finas.

Derreta a manteiga em uma panela em fogo baixo. Adicione as vieiras, os camarões e cozinhe durante cerca de 2 minutos.

Tempere a gosto com sal e pimenta. Junte o sumo e a casca de limão. Com muito cuidado, junte 1 pitada de açafrão em pó e os filés de dourado na panela.

Adicione o caldo de legumes e deixe ferver em fogo baixo até que o caldo fique reduzido a um terço. Junte o vinagre branco e cozinhe durante mais 4 minutos ou até reduzir o caldo novamente.

Junte em uma panela os grãos de pimenta rosa e a cenoura e leve ao fogo baixo por cerca de mais 6 minutos. Junte o queijo e deixe apurar durante mais 2 minutos.

## Truta recheada de anchovas com bacon defumado
(para 4 pessoas)

*Ingredientes*
- 1 colher (sopa) de manteiga (para untar a assadeira)
- 4 trutas inteiras (cerca de 1 kg) limpas
- 12 anchovas picadas
- 2 maçãs descascadas, sem caroço e fatiadas
- 4 raminhos de hortelã
- suco de 1 limão
- 12 fatias de bacon
- água morna
- sal e pimenta

*Modo de preparo*

Unte uma assadeira com manteiga.

Abra a barriga das trutas e passe água morna e sal dentro delas.

Tempere cada cavidade com sal e pimenta. Coloque as anchovas, as fatias de maçã e os raminhos de hortelã pelas cavidades da truta e salpique com suco de limão.

Cuidadosamente, enrole 3 fatias de bacon em volta de cada uma das trutas, exceto na cabeça e no rabo.

Coloque as trutas na assadeira. Leve ao forno, previamente aquecido a 200º C, durante 20 minutos.

Retire as trutas do forno e sirva.

## Salmão com leite de coco ao vinho
(para 4 pessoas)

*Ingredientes*
Peixe
- 4 postas de salmão (cerca de 1 kg)
- 55 g de manteiga (não use margarina)
- 175 ml de vinho branco seco
- 1 pitada de sal marinho
- 8 grãos de pimenta
- 1 raminho de coentro fresco
- 1 limão em rodelas

Molho
- 25 g de manteiga
- 25 g de farinha de mandioca
- 150 ml de leite de coco
- sumo e raspas da casca de 2 limões
- 55 g de agrião picado
- sal e pimenta

*Modo de preparo*
Peixe
Ponha as postas de salmão em uma panela. Junte a manteiga, o vinho, o sal, a pimenta, o coentro e as rodelas de limão. Deixe levantar fervura em fogo médio, tampe e cozinhe por cerca de 10 minutos.

Com muito cuidado, usando uma espátula para peixe, retire o salmão. Ponha em um prato aquecido, tampe e mantenha quente. Coe e reserve o líquido do cozimento.

Molho
Derreta o restante da manteiga em uma panela em fogo baixo, junte a farinha de mandioca e deixe dourar por 2 minutos. Junte o leite de coco e 7 colheres de sopa de líquido do cozimento do peixe, o sumo e as raspas do limão e cozinhe, mexendo por cerca de 10 minutos.

Junte o agrião ao molho, misture bem e tempere a gosto com sal e pimenta.

Coloque o molho em cima do salmão, decore com as rodelas de limão e o agrião e sirva.

## Camarão empanado com molho de abacate
(para 2 ou 3 pessoas)

*Ingredientes*

Camarões
- 12 camarões médios com rabo
- 1 colher (sopa) de azeite
- sal e pimenta-do-reino branca moída
- ½ colher (sopa) de gergelim preto
- 1 colher (sopa) de gergelim branco

Molho
- 1 abacate pequeno (avocado) amassado com garfo
- sumo de meio limão
- 1 pitada de pimenta vermelha
- ½ dente de alho picado
- ½ cebola pequena
- ½ colher (chá) de sal
- ½ tomate picado
- 1 colher (sopa) de azeite

*Modo de preparo*

Camarões

Coloque os camarões em uma tigela com azeite, sal e pimenta. Deixe repousar por 5 minutos.

Em um prato, junte o gergelim preto com o branco e passe apenas um dos lados do camarão nessa mistura.

Coloque-os em uma assadeira forrada com papel-alumínio e leve-os ao forno alto por cerca de 5 minutos.

Molho

Em uma tigela misture todos os ingredientes. Se ficar muito grosso, adicione mais azeite.

Leve os camarões ao forno apenas para aquecer. Transfira-os para uma travessa e sirva com o molho à parte.

## Carnes

### Picadinho de carne com legumes

*Ingredientes*
- 4 dentes de alho amassados
- 3 colheres (sopa) de manteiga
- 800 g de coxão mole cortado em cubos médios
- 2 cebolas picadas
- 3½ xícaras (chá) de água
- 2 batatas cortadas em cubos grandes
- ½ xícara (chá) de vagem cortada
- 1 xícara (chá) de abóbora cortada em cubos grandes
- 1 xícara (chá) de cenouras em rodelas
- brócolis com talos grossos
- sal e pimenta a gosto
- cheiro-verde (salsinha e cebolinha) à vontade

*Modo de preparo*

Frite rapidamente o alho na manteiga, acrescente a carne e deixe dourar ligeiramente. Depois, junte a cebola, tempere com sal e pimenta e refogue, mexendo de vez quando, por 10 minutos. Junte a água e cozinhe em fogo moderado por 20 minutos. Adicione a batata, a abóbora, a cenoura e a vagem. Adicione o restante da água e deixe cozinhar até que os legumes fiquem macios, sem desmanchar. Adicione o brócolis e deixe mais uns 5 minutos; se necessário, durante o cozimento, adicione mais água. Salpique cheiro-verde à vontade e sirva.

## Escalopes à italiana
(para 4 pessoas)

*Ingredientes*
- 5 colheres (sopa) de manteiga
- 4 escalopes de filé-mignon (ou maminha)
- 1 cebola cortada em 8 partes
- 2 dentes de alho amassados
- 4 batatas grandes cortadas em cubos
- 4 tomates, sem pele e sem sementes, cortados em cubos
- 150 ml de vinho tinto
- 300 ml de caldo de carne
- 1 lata de tomates pelados
- 2 colheres (sopa) de manjericão picado
- 25 g de azeitonas pretas sem caroço
- sal e pimenta a gosto

*Modo de preparo*

Aqueça a manteiga numa frigideira grande, em fogo médio, junte as batatas em cubos e cozinhe durante 5-7 minutos, mexendo frequentemente até que elas fiquem douradas. Retire as batatas da frigideira e reserve.

Coloque os escalopes numa frigideira e deixe cozinhar durante 2-3 minutos de cada lado, até selar a carne. Retire da frigideira e reserve.

Em uma panela, junte as cebolas e o alho e salteie durante cerca de 2-3 minutos. Junte os tomates pelados e cozinhe durante 1 minuto, mexendo. Gradualmente, vá juntando o vinho e o caldo de carne, mexendo constantemente para fazer um molho suave.

Ponha de volta a carne e as batatas na panela, junte os tomates, as azeitonas e o manjericão picado e tempere a gosto com sal e pimenta.

Transfira para uma caçarola grande, ou uma assadeira alta coberta com papel-alumínio, e leve ao forno previamente aquecido a 180° C, durante cerca de 1 hora ou até que as batatas e a carne estejam bem cozidas.

Transfira para quatro pratos previamente aquecidos, guarneça com manjericão e sirva.

## Chester ao molho de vinho branco e alecrim

*Ingredientes*
- 1 peito de chester desossado
- 2 xícaras de vinho branco
- ½ limão siciliano
- ½ cebola picada
- alho e pimenta-do-reino a gosto
- um punhado de alecrim

*Modo de preparo*

Coloque o chester já descongelado em uma assadeira, e acrescente todos os ingredientes. Deixe marinar por cerca de 1 hora e leve ao forno por 55 minutos, coberto com papel-alumínio. Retire do forno, adicione uma colher de manteiga e volte ao forno, sem o papel--alumínio para dourar, por mais 20 minutos. Está pronto!

## Escondidinho de carne moída
(para 5 pessoas)

*Ingredientes*

Massa
- 1 kg de mandioca cozida e amassada
- 1 colher (sopa) de manteiga (não use margarina)
- 3 colheres (sopa) de queijo ralado
- ½ xícara (chá) de leite de coco
- 3 ovos

Recheio
- 250 g de carne moída
- 100 g de linguiça
- 3 colheres (sopa) de azeite
- 1 cebola picada
- 3 colheres (sopa) de extrato de tomate
- salsa e cebolinha picada
- sal e pimenta-do-reino a gosto

*Modo de preparo*

Misture todos os ingredientes da massa. À parte, refogue no azeite todos os ingredientes do recheio. Não deixe secar, deve ficar bem úmido.

Num pirex arrume metade da massa da mandioca. Por cima, despeje o recheio com o restante da massa. Polvilhe com mais um pouco de queijo ralado.

Leve ao forno e asse por meia hora.

## Hambúrguer com molho de ervas
(para 1 ou 2 pessoas)

*Ingredientes*

Hambúrguer
- 250 g de carne moída
- 2 colheres (chá) de cebola picada
- ½ colher (chá) de mostarda
- 2 colheres (chá) de salsinha picada
- sal e pimenta-do-reino a gosto
- 1 colher (sopa) de manteiga (não use margarina)

Molho
- 1 colher (sopa) de manteiga (não use margarina)
- 1 cebola picada
- 1 colher (sopa) de molho de tomate
- 1 colher (sopa) de vinagre
- 1 colher (sopa) de mel
- 1 pitada de pimenta malagueta em pó
- ½ colher (chá) de ervas secas
- 6 colheres (sopa) de água

*Modo de preparo*

Hambúrguer

Numa tigela coloque a carne, a cebola, a mostarda e a salsa. Tempere com sal e pimenta. Mexa bem.

Divida a mistura em quatro porções e faça bolinhos achatados com elas. Unte os bolinhos com manteiga e frite-os por 8 a 10 minutos, virando-os algumas vezes.

Molho

Numa panela pequena derreta a manteiga e frite a cebola até que fique dourada. Misture bem todos os outros ingredientes e coloque-os na panela.

Espere ferver, tampe a panela e deixe cozinhar por 20 minutos. Coloque os hambúrgueres numa travessa e sirva-os com o acompanhamento que desejar (vegetais ou tubérculos).

## Bifes suíços
(para 4 pessoas)

*Ingredientes*
- 3 colheres (sopa) de azeite
- 3 cebolas em fatias
- 2 talos de aipo em fatias
- 750 g de coxão mole ou contrafilé em bifes pequenos
- sal e pimenta
- 2 colheres de farinha de mandioca (natural)
- 400 g de molho de tomate
- 1 colher (sopa) de extrato de tomate
- 1 dente de alho esmagado
- 1 colher (sopa) de manjericão fresco, picado

*Modo de preparo*
Numa frigideira, aqueça o azeite e frite a cebola e o aipo até começarem a dourar; depois os transfira para uma panela.

Polvilhe a farinha restante na frigideira, misture-a à gordura e cozinhe-a, mexendo sempre, por 1 minuto.

Junte o molho e o extrato de tomate, o alho e o manjericão. Salgue, apimente e espere levantar fervura. Derrame sobre a carne.

Tampe e asse a carne em forno médio, preaquecido, por mais ou menos 1 hora a 1 ½ hora.

## Bifes com legumes
(para 6 pessoas)

*Ingredientes*
- 1 kg de filé de alcatra
- 400 g de ervilhas
- 100 g de bacon defumado
- 1 cebola grande picada
- 1 dente de alho picado
- 6 tomates maduros
- 1 colher (sopa) de azeite
- 1 colher (sopa) de molho de tomate
- 3 cenouras médias cortadas em rodelas
- 2 talos de aipo, sem folhas, picado
- 1 alho-poró (a parte branca), cortado em rodelas finas
- 1 copo de água
- sal e pimenta-do-reino a gosto

*Modo de preparo*

Corte a carne em bifes. Bata-os com martelo sem perfurá-los. Tempere-os com sal e pimenta.

Pique o bacon e frite no azeite. Quando estiver quase no ponto, junte a cebola e o alho, depois o alho-poró e o aipo.

Refogue os bifes até dourarem, abrindo-os para que não enrolem. Então misture com as cenouras cortadas, os tomates amassados e o molho de tomate. Tempere com mais pimenta e sal a gosto

Coloque 1 copo de água, espere ferver e depois tampe a panela. Deixe cozinhar em fogo médio. Quando a carne estiver macia e o molho grosso, coloque as ervilhas. Aqueça mais 5 ou 10 minutos.

Sirva com outros vegetais e tubérculos de sua escolha.

## Carne apimentada com feijão
(para 4 pessoas)

*Ingredientes*
- 100 g de feijão cozido
- 700 g de carne picadinha
- 1 colher (sopa) de manteiga (não use margarina)
- 2 cebolas bem cortadas
- 1 pimentão verde picado, sem semente
- 400 g de molho de tomate
- 4 colheres (sopa) de água
- ½ colher (chá) de pimenta malagueta
- 1 colher (chá) de cominho
- sal e pimenta-do-reino a gosto

*Modo de preparo*

Leve uma frigideira ao fogo baixo e frite a carne com a manteiga por 5 minutos.

Junte as cebolas e os pimentões e frite por mais uns 5 a 10 minutos. Acrescente os demais ingredientes, exceto o feijão.

Por último, adicione o feijão, tampe a frigideira e deixe no fogo por mais tempo, até ficar pronto.

Sirva acompanhado com vegetais ou tubérculos.

## Carne assada com vinho e aipo
(para 5 a 6 pessoas)

*Ingredientes*
- 1 kg de filé de alcatra
- sal e pimenta-do-reino a gosto
- 1 colher (sopa) de manteiga (não use margarina)
- 1 cebola em rodelas
- 2 cenouras em rodelas
- 2 talos de aipo picadinhos
- 1 dente de alho socado
- ½ xícara (chá) de vinho tinto
- ½ xícara (chá) de caldo de carne (natural)
- 1 folha de louro
- 1 bouquet garní

*Modo de preparo*

Tempere a carne com sal e pimenta. Derreta a manteiga em uma panela grande e frite a carne até dourá-la dos dois lados. Reserve.

Ponha na panela a cebola, a cenoura, o aipo e o alho, cozinhe-os por alguns minutos e transfira-os para uma assadeira.

Ponha a carne sobre as verduras e regue com vinho e caldo de carne. Junte o louro ao bouquet garní e tempere levemente.

Tampe a assadeira com um papel-alumínio e leve-a para assar em fogo baixo por mais ou menos 2 horas.

Coloque a carne em uma travessa e arrume os legumes em torno dela. Retire o louro e o bouquet garní do molho.

Ponha o molho numa panela e cozinhe-o até engrossá-lo ligeiramente. Sirva com a carne.

## Ovos

### Omelete à mexicana
(para 2 pessoas)

*Ingredientes*
- 4 ovos orgânicos (ou enriquecidos com ômega 3)
- ½ tomate picado
- ½ cebola picada
- 50 g de bacon picado
- 1 colher (sopa) de manteiga (não use margarina)
- pimenta vermelha e sal a gosto

*Modo de preparo*

Quebre os ovos em uma vasilha e mexa-os bem, junto com o sal e a pimenta, até ficar homogêneo.

Frite a cebola e o bacon na manteiga até dourar. Acrescente o tomate.

Coloque os ovos batidos na frigideira e, em fogo baixo, mexa com uma colher por 5 minutos ou mais, até ficar pronto.

## Omelete à espanhola
(para 2 ou 3 pessoas)

*Ingredientes*
- 5 ovos orgânicos (ou enriquecidos com ômega 3)
- 1 tomate picado
- 1 cebola picada
- ½ dente de alho picado
- 1 colher (sopa) de azeite
- 1 pimentão vermelho
- Pimenta-do-reino e sal a gosto

*Modo de preparo*

Quebre os ovos em uma vasilha e mexa-os bem, com pimenta e sal, até ficar homogêneo.

Lave os pimentões, retire suas sementes e corte-os em tiras bem finas.

Frite a cebola e o pimentão no azeite até dourar. Acrescente o tomate e o alho.

Coloque os ovos na frigideira e, em fogo baixo, mexa com uma colher por 5 minutos ou mais até ficar pronto.

**Omelete simples**
(para 2 pessoas)

*Ingredientes*
- 4 ovos orgânicos (ou enriquecidos com ômega 3)
- 1 colher (sopa) de manteiga (não use margarina)
- pimenta vermelha e sal a gosto

*Modo de preparo*
Quebre os ovos em uma vasilha e mexa-os bem, junto com o sal e a pimenta, até ficar homogêneo.

Doure a manteiga. Coloque os ovos na frigideira e, em fogo baixo, mexa com uma colher por 5 minutos ou mais, até ficar pronto.

## Omelete cozido com camarão
(para 3 pessoas)

*Ingredientes*
- 6 ovos orgânicos (ou enriquecidos com ômega 3)
- 100 g de camarão
- 1 colher (sopa) de manteiga (não use margarina)
- 50 g de leite de coco
- 6 colheres (sopa) de molho de tomate
- pimenta-do-reino e sal a gosto

*Modo de preparo*

Frite a manteiga junto com o molho de tomate. Acrescente o leite de coco, tempere com sal e pimenta e adicione os camarões.

Deixe cozinhar em fogo baixo até os camarões ficarem macios.

Despeje 2/3 do molho em uma vasilha. Coloque por cima os ovos cozidos e descascados e misture com o restante do molho.

Leve para esquentar em fogo baixo por 10 a 15 minutos.

## Frangos

**Coxa de frango com bacon**
(para 4 pessoas)

*Ingredientes*
- 10 coxas de frango
- 10 fatias de bacon
- 2 colheres (sopa) de manteiga
- 1 lata de cerveja
- 1 cebola ralada
- 1 dente de alho amassado
- sal e pimenta-do-reino a gosto

*Modo de preparo*
Algumas horas antes de levar as coxas de frango ao forno, tempere-as com sal, pimenta-do-reino, alho e cebola.

Enrole cada coxa em uma fatia de bacon, coloque-as bem juntas, numa assadeira, e distribua por cima a manteiga.

Regue tudo com a cerveja e leve ao forno baixo por 1 hora. Assegure-se de que as coxas de s frango estão mergulhadas na cerveja. Sirva assim que estiverem prontas, jogando o excesso de cerveja fora.

**Frango com limão**
(para 5 pessoas)

*Ingredientes*
- 1 frango grande
- sumo de 2 limões
- 2 colheres (sopa) de manteiga
- 1 colher (chá) de açafrão
- 2 limões de casca grossa, em calda
- 8 azeitonas
- sal e pimenta-do-reino a gosto

*Modo de preparo*

Corte o frango em pedaços. Tempere-os com sal, pimenta-do-reino e sumo de limão. Deixe tomar gosto por 1 hora.

Aqueça a manteiga, junte os pedaços de frango e o açafrão e refogue-os até começarem a dourar. Acrescente 1 xícara (chá) de água fervente e deixe cozinhar, em fogo baixo, por 30 minutos.

Retire os pedaços de frango e conserve-os aquecidos. No molho da panela, junte 2 limões em calda cortados e as azeitonas em pedaços.

Deixe ferver. Despeje o molho sobre os pedaços de frango e sirva-os com vegetais ou tubérculos.

## Frango à espanhola com vinho
(para 3 pessoas)

*Ingredientes*
- 3 peitos e 3 coxas de frango
- 1 cebola ralada
- 3 tomates
- 1 pimentão vermelho
- 8 azeitonas
- coentro
- ½ xícara (chá) de azeite
- pimenta e sal a gosto

*Modo de preparo*

Lave bem os pedaços de frango e disponha-os, em uma só camada, numa assadeira. Por cima, espalhe a cebola ralada, os tomates cortados em rodelas, o pimentão em tiras, as azeitonas, o coentro picado, o sal e a pimenta.

Despeje por cima o azeite e leve ao forno, em fogo baixo, por cerca de 1 hora, com a vasilha tampada.

Sirva com vegetais ou tubérculos.

## Filés de frango com bacon enrolado
(para 3 pessoas)

*Ingredientes*
- 5 filés de frango
- 5 fatias de bacon ou presunto
- 4 colheres (sopa) de manteiga (não use margarina)
- sumo de 1 limão
- sal e pimenta a gosto

*Modo de preparo*

Misture em uma vasilha a manteiga com o sumo de limão, o sal e a pimenta. Passe cada filé nessa mistura e disponha um ao lado do outro num prato.

Coloque sobre cada um uma fatia de bacon ou presunto, enrole e prenda com um palito.

Leve ao fogo médio, fritando-os na própria mistura que os envolve.

Sirva com vegetais e tubérculos.

## Sobrecoxas ao molho de laranja
(para 4 pessoas)

*Ingredientes*
- 8 sobrecoxas de frango
- 1 copo de suco de laranja
- 2 colheres (sopa) de manteiga (não use margarina)
- 4 colheres (sopa) de sumo de limão
- 2 dentes de alho socados
- farinha de mandioca natural
- 2 colheres (sopa) de mel
- 8 fatias de bacon
- sal e pimenta a gosto

*Modo de preparo*

Lave bem as sobrecoxas e tempere-as com sal, alho, pimenta e suco de limão. Deixe-as descansar por um tempo.

Escorra e passe-as pela farinha de mandioca. Envolva cada sobrecoxa com uma fatia de bacon e coloque-as, em uma só camada, num pirex.

Despeje por cima o tempero em que as sobrecoxas ficaram marinando, misturando o suco de laranja à manteiga levemente derretida e ao mel.

Asse em forno moderado, por cerca de 30 minutos, até que o molho tenha engrossado.

# Sopas

## Sopa de frango
(para 8 pessoas)

*Ingredientes*
- 1 frango de cerca de 1 kg a 1½ kg
- 1 litro de caldo de carne natural
- 1 kg de osso de vitela
- 100 g de manteiga (não use margarina)
- 2 colheres (sopa) de azeite
- 2 colheres (sopa) de bacon picado
- 1 copo de vinho branco
- 1 cebola cortada em fatias finas
- 1 colher de alecrim
- sal a gosto
- queijo parmesão ralado

*Modo de preparo*

Coloque a metade da manteiga numa panela grande. Aqueça-a e doure nela a cebola e os ossos da vitela. Quando dourarem, junte o caldo de carne fervendo, apague o fogo e tampe a panela.

Em outra panela frite o frango cortado em pedaços, nas gorduras restantes (manteiga, bacon e azeite) e no alecrim.

Tempere com sal e deixe-os cozinhar, juntando o caldo de carne e o vinho branco, sempre que necessário.

Coloque em uma tigela os pedaços de frango, salpique parmesão e derrame o caldo por cima de tudo.

## Sopa de cebolinha verde
(para 6 pessoas)

*Ingredientes*
- 1 kg de músculo de boi
- 1 pedaço de osso (juntas)
- 2 colheres (sopa) de manteiga (não use margarina)
- 3 cenouras picadas em pedaços
- 2 cebolas cortadas em rodelas
- 2 dentes de alho amassados
- 2 ramos de salsa picada
- sal a gosto
- 3 grãos de pimenta branca
- 1 xícara (chá) de cebolinha verde picada bem fininha
- 1 ½ litro de água

*Modo de preparo*

Aqueça a manteiga e refogue nela a carne, o osso, as cebolas e os dentes de alho. Junte a cenoura picada, apimente e salgue. Acrescente 1½ litro de água fria e deixe levantar fervura.

Depois abaixe o fogo e deixe cozinhar em fogo baixo até que a carne fique macia.

Retire a espuma que for se formando na superfície. Coe, leve o caldo à geladeira e deixe-o esfriar.

Salpique porções de salsa e cebolinha em cada prato e sirva.

## Sopa cremosa de frango e mandioquinha
(para 6 pessoas)

*Ingredientes*
- 1 kg de peito frango
- 3 mandioquinhas grandes
- 1 abobrinha grande
- 3 cenouras
- 2 dentes de alho
- 1 cebola picada
- 1 tomate
- 2 colheres (sopa) de manteiga (não use margarina)
- sal a gosto
- 1 ½ litro de água

*Modo de preparo*

Coloque o frango em uma panela e refogue com a manteiga, o alho e a cebola.

Após refogar, adicione os vegetais, sal a gosto e refogue-os.

Junte a água e cozinhe em fogo baixo por cerca 30 minutos.

Bata tudo no liquidificador.

Coloque em uma tigela ou sopeira e sirva.

## Sopa de abóbora-moranga com coco

*Ingredientes*
- 400 g de abóbora-moranga sem casca (cerca de ¼ da moranga)
- coco ralado a gosto
- 3 colheres de óleo de coco
- queijo meia cura em pedaços (opcional)
- manteiga (não use margarina)
- cebola e alho para refogar

*Modo de preparo*

Aqueça a manteiga em uma panela e acrescente a cebola e o alho. Descasque a moranga, corte-a em pedaços e junte ao tempero na panela. Adicione água suficiente para cobrir os pedaços e deixe cozinhar até que fiquem bem macios.

Bata tudo no liquidificador. Depois, acrescente o coco ralado. Coloque 1 colher de óleo de coco no prato fundo ou no *bowl* em que for servir, e ponha a sopa por cima, fazendo com que o óleo derreta.

Se quiser, adicione pedaços de queijo meia cura por cima – fica uma delícia! (Eu gosto muito do *mix* de sabores desta receita, ela fica levemente doce e o queijo combina perfeitamente.)

# Saladas

## Salada de tomates (receita do Jamie Oliver)

*Ingredientes*

Salada
- 15 tomates-cereja cortados grosseiramente
- azeite de oliva extravirgem
- pimenta vermelha sem sementes, fatiada bem fina
- ½ macinho de manjericão (fatie finamente as folhas maiores e reserve as menores)
- 250 g de queijo *halloumi* (pode ser substituído por queijo de coalho), cortado em fatias finas
- 1 tomate-caqui, finamente fatiado
- sal e pimenta-do-reino a gosto

Molho
- 2 tomates amarelos
- 2 tomates laranjas
- 1 dente de alho com casca

*Modo de preparo*

Para o molho, preaqueça o forno a 190º C. Coloque os tomates e o alho numa assadeira e asse por 15 minutos ou até ficarem macios. Transfira os tomates para o liquidificador, tire a casca do alho e bata tudo até obter uma mistura lisa. Adicione um pouco de azeite de oliva e uma pitada de sal e pimenta-do-reino. Bata novamente, cheque o tempero e reserve.

Coloque os tomates-cereja num *bowl*, tempere com o azeite, a pimenta vermelha, o manjericão fatiado e reserve.

Disponha as fatias de *halloumi* (ou queijo de coalho) numa tábua e salpique um pouco de pimenta-do-reino sobre elas. Preaqueça uma frigideira grande em fogo médio. Espalhe as fatias de queijo numa única camada – elas vão ficar encostadas umas nas outras, com alguns espaços. Cozinhe por 4-5 minutos ou até que o queijo fique dourado e comece a derreter e se fundir. Então, vire o queijo todo com uma espátula. Se quebrar, não se preocupe, vai derreter e grudar de novo. Basicamente, você está tentando fazer um grande prato de queijo. Quando estiver dourado dos dois lados, escorregue-o para uma tábua de servir.

Ajeite as fatias de tomate-caqui sobre o queijo. Depois, espalhe os tomates-cereja temperados e as folhas de manjericão reservadas. Leve à mesa com o molho para despejar por cima de tudo.

## Sobremesas

### Brigadeiro primal

*Ingredientes*

Cobertura
- 4 colheres (sopa) de coco ralado
- 1 colher (sopa) de cacau em pó
- 1 colher (sopa) de farinha de coco
- 1 porção pequena de chocolate meio amargo picado ou gotas de chocolate meio amargo

Massa
- 12 tâmaras sem caroço
- 1 colher (café) de café solúvel
- ¼ de xícara de leite de coco ou leite de amêndoas
- 1½ colher (sopa) de óleo de coco
- ¾ de xícara de amêndoas
- 2 colheres (sopa) de farinha de coco
- 1½ colher. (sopa) de cacau em pó
- 1 colher (sopa) de mel
- ¼ de xícara de farinha de coco à parte

*Modo de preparo*

Para a cobertura, coloque todos os ingredientes no processador até que atinjam a consistência desejada. Reserve.

Para a massa, misture os ingredientes secos separadamente dos líquidos, e depois misture os dois. Coloque as amêndoas (use qualquer noz que desejar, ou até um *mix* de nozes), farinha de coco e cacau em pó no processador para criar uma massa de amêndoas. Reserve.

No processador, coloque as tâmaras, o leite de coco, o óleo de coco e o mel, até que fique um creme macio e com consistência de manteiga.

Misture as duas partes (líquida e seca) que você processou em uma tigela e vá adicionando lentamente ¼ de xícara de farinha de coco, misturando com as mãos. A ideia é que a mistura fique com a consistência de uma massa de pizza, para que possa ser enrolada facilmente.

Atingindo a consistência desejada, enrole a massa em pequenas bolinhas e passe na cobertura até que fiquem completamente cobertas.

Ponha as bolinhas em um prato e leve à geladeira para que fiquem firmes. Em menos de 10 minutos elas já estarão com a firmeza ideal, mas é bom mantê-las na geladeira para conservar melhor.

Agora é só se deliciar!

## Abacate com óleo de coco e cacau

*Ingredientes*
- 1 abacate do tipo avocado (este é mais doce e saboroso, mas é possível fazer com o abacate manteiga também)
- 250 ml de suco natural de uva ou suco de uva tinto (não use suco de caixinha)
- 2 colheres (sopa) de óleo de coco
- 2 colheres (sopa) de cacau em pó
- 1 colher (sopa) de mel ou 1 tâmara

*Modo de preparo*
Bata tudo no liquidificador e sirva.

Esta receita é ótima por sua proporção de macronutrientes – 70% gordura, 10% proteína e 20% de carboidratos, aproximadamente –, o que a torna deliciosa. Lembrando que nossos ancestrais e mais de 90% das tribos indígenas atuais consomem, no mínimo, 40% dos macronutrientes em forma de gorduras, seguindo esta ordem: monoinsaturadas, saturadas e poli-insaturadas (ômega 6 e ômega 3 em proporção 2:1, aproximadamente).

## Mousse de chocolate saudável
(para 2 pessoas)

*Ingredientes*
- 1 coco seco para tirar o leite e a polpa
- 100 g de chocolate meio amargo (recomenda-se 70% de cacau)
- Leite de coco

*Modo de preparo*
Aqueça uma parte da casca do coco seco (pode colocar o coco na chama do fogão que dá certo), onde você vai fazer o furo. Depois que já estiver quente, pegue uma faca com ponta e faça um furo na casca. Vire o coco sobre um copo, e deixe sair toda a água do coco. Reserve.

Agora é só quebrar o coco: apoie-o sobre um pano de cozinha e quebre-o com o martelo.

Separe a polpa e bata no liquidificador, com a água de coco que ficou separada. Depois é só coar com uma fralda de algodão, espremendo até sair todo o leite. Pronto! Está feito o leite de coco.

Mousse
Coloque o leite de coco já preparado em um recipiente e deixe na geladeira de 4 a 6 horas. O que acontece é que a gordura do coco sobe, formando algo como um creme de leite de coco.

Retire esta parte com uma colher e bata na batedeira até ficar com a textura aerada de chantili. O líquido que sobra você pode usar em vitaminas, bater com frutas ou mesmo tomar puro.

Derreta a barra de chocolate em banho-maria. Adicione o chocolate derretido ao creme de coco batido.

Deixe na geladeira para ficar com uma consistência mais firme, ou sirva na temperatura ambiente.

## Panqueca de coco

*Ingredientes*
- 1 ovo orgânico (ou enriquecido com ômega 3)
- 5 colheres (sopa) de coco ralado

*Modo de preparo*
Bata o ovo com um batedor ou um garfo.
Adicione o coco e misture. Se a mistura ficar muito líquida, coloque mais coco.
Aqueça uma frigideira com manteiga ou óleo de coco, e, com uma colher ou uma concha pequena, coloque um pouco da "massa" no centro da frigideira. Espalhe para ficar com a forma redonda. Quando as bordas começarem a se soltar, vire a panqueca.
É importante fazer furos na massa enquanto cozinha e apertar com a espátula, para cozinhar bem o ovo.

*Toppings*
Você pode colocar diferentes *toppings* na sua panqueca: mel e canela, *blueberries*, morangos, bananas ou chocolate meio amargo derretido.

Dica: o segredo aqui é colocar bastante coco, porque assim o gosto do ovo fica bem suave.

## Creme de abacate com maracujá

*Ingredientes*
- 1 abacate do tipo avocado (este é mais doce e saboroso, mas é possível fazer com o abacate manteiga também)
- 250 ml de suco natural de maracuja (não use suco de caixinha)
- 1 colher (sopa) de mel

*Modo de preparo*
Bata tudo no liquidificador e sirva.

# Referências bibliográficas

AIELLO, Leslie; WHEELER, Peter. The Expensive-Tissue Hypothesis: The Brain and the Digestive System in Human and Primate Evolution. *Current Anthropology* 1995; 36: 199-221

AMERICAN HEART ASSOCIATION NUTRITION COMMITTEE. LICHTENSTEIN, A. H.; APPEL, L.J.; BRANDS, M.; CARNETHON, M.; DANIELS, S. et al. Diet and lifestyle recommendations revision 2006: a scientific statement from the American Heart Association Nutrition Committee. *Circulation*, 2006; 114:82-96.

ANDERSON, L. N. et al. Vitamin D and calcium intakes and breast cancer risk in pre- and postmenopausal women. *The American Journal of Clinical Nutrition*. 14th April 2010 [epub ahead print].

BANDINI, L. G.; VU, D.; MUST, A.; CYR, H.; GOLDBERG, A. Dietz WH Comparison of high-calorie, low-nutrient-dense food consumption among obese and non-obese adolescents. *Obesity Research*, 7: 438–443, 1999.

BANTING, Frederick. *Media Spotlight on Dr. Peter Havel's Work on the Effects of Sugar and Corn Syrup*. Out. 2011.

BARNETT, T. D. et al. Development of symptomatic cardiovascular disease after self-reported adherence to the Atkins Diet. *The American Journal of Clinical Nutrition,* 2009; 109:1263-1265.

BERKEY, C. S.; ROCKETT, H. R.; FIELD, A. E.; GILLMAN, M. W.; COLDITZ, G.A. Sugar-added beverages and adolescent weight change. *Obesity Research,* 12: 778–788, 2004.

BILLINGS, T. Comparative Anatomy and Physiology Brought Up to Date: Are Humans Natural Frugivores/Vegetarians or Omnivores/Faunivores?

BLAKELY, S. R.; HALLFRISCH J.; REISER, S.; PRATHER, E. S. Long-term effects of moderate fructose feeding on glucose tolerance parameters in rats. *J Nutr* 1981;111:307–14

BOLTON, R. P; HEATON, Kenneth W.; BURROUGHS, L. F. The role of dietary fiber in satiety, glucose, and insulin: studies with fruit and fruit juice.

BROWN, David. *Controversial saturated fat.*

BROWNING, J. D. et al. Short-term weight loss and hepatic triglyceride reduction: evidence of a metabolic advantage with dietary carbohydrate restriction *The American Journal of Clinical Nutrition,* March 2 2011 [epub before print].

BUNN, 1986; ISAAC e CRADER, 1981; PETERS et al. Sept (1984) *Speth* [1991, p. 265]:

CLARK, Larry. Effects of Selenium Supplementation for Cancer Prevention in Patients With Carcinoma of the Skin. A Randomized Controlled Trial. December 25, 1996.

COHEN, M. N.; ARMELAGOS, G. J. (editores). *Paleopathology and the origins of agriculture.* Orlando: Academic Press. 1984.

COMSTOCK, George W.; PHILIP, Robert N. Decline of the Tuberculosis Epidemic in Alaska. *Public Health Reports.*

CONE, Marla; Are Selenium Levels Linked to Diabetes? *Environmental Health News*. Disponível em: <www.scientificamerican.com>. Acesso em: 24 maio 2009.

CORDAIN, Loren, Ph.D. The Late Role of Grains and Legumes in the Human Diet, and Biochemical Evidence of their Evolutionary Discordance.

DAI S.; MCNEILL, J. H. Fructose-induced hypertension in rats is concentration- and duration-dependent. *J Pharmacol Toxicol Methods* 1995;33:101

DALEY, C. A.; ABBOTT, A. et at. *A Literature Review of the Value-Added Nutrients found in Grass-fed Beef Products*. College of Agriculture, California State University, Chico. University of California Cooperative Extension Service. June 2005.

DAVIS, William. *Wheat Belly: Lose the Wheat, Lose the Weight, and Find Your Path Back to Health*. New York: Rodale Books, 2011.

DECARVALHO, Roy Jose. *The Growth Hypothesis in Psychology: The Humanistic Psychology of Abraham Maslow and Carl Rogers*. Lewiston, NY: Edwin Mellen Press, 1991.

DESCALZO, A. M.; INSANI, E. M.; BIOLATTO, A.; SANCHO, A. M.; GARCIA, P. T.; PENSEL, N. A.; JOSIFOVICH, J. A. Influence of pasture or grain-based diets supplemented with vitamin E on antioxidant/oxidative balance of Argentine beef. *Meat Science* 2005; 70:35-44.

DHINGRA, R.; SULLIVAN, L.; JACQUES, P. F.; WANG, T. J.; FOX, C. S.; MEIGS, J. B.; D'AGOSTINO, R. B.; GAZIANO, J. M.; VASAN, R. S. Soft drink consumption and risk of developing cardiometabolic risk factors and the metabolic syndrome in middle-aged adults in the community. *Circulation* 116: 480–488, 2007.

DIAMOND, Jared. The Worst Mistake in the History of the Human Race. *Discover*, maio 1987, pp. 64-66

DOBROMYLSKYJ, Petro. *Living on the isolated island of Kitava.*

DOMINY, Nathaniel J.; VOGEL, Erin R.; YEAKEL, JUSTIN, D.; CONSTANTINO, Paul J.; LUCAS, Peter W. Mechanical Properties of Plant Underground Storage Organs and Implications for Dietary Models of Early Hominins. *Biological Sciences Faculty Research Biological Sciences.* 7-26-2008. Marshall University.

DUCKETT, S.K.; WAGNER, D. G.; YATES, L. D.; DOLEZAL, H. G.; MAY S.G. 1993. Effects of time on feed on beef nutrient composition. *J. Anim. Sci.* 71:2079-2088.

DUFTY, W. *Sugar Blues*, 1975.

EATON, S. MD, EATON III, Stanley B. *Evolution, Diet and Health, Departments of Anthropology and Radiology,* Emory University, Atlanta, Georgia USA.

EATON, S.; BOYD, M. D; KONNER, Melvin Ph.D.; M.D.; SHOSTAK, Marjorie. *Stone Agers in the Fast Lane: Chronic Degenerative Diseases in Evolutionary Perspective.* Department of Anthropology, School of Medicine, Emory University, Atlanta, Georgia.

EATON, S.B.; KONNER, M. (1985). Paleolithic nutrition: a consideration of its nature and current implications. *New England Journal of Medicine*, v. 312, p. 283-289.

EMERSON, Haven; LARIMORE, Louise. Diabetes mellitus: a contribution to its epidemiology based chiefly on mortality statistics. *Archives of Internal Medicine.* (From the Department of Public Health Administration of Columbia University). New York, 1924; vol. 34, n. 5, pp. 585-630.

EUROPEAN JOURNAL OF CLINICAL NUTRITION: *Gastrointestinal Transit, Post-prandial Lipaemia and Satiety Following 3 Days High-fat Diet in Men.*

EXERCISE fatigue may be part of a response coordinated in the subconscious brain. (2004). *Obesity, Fitness & Wellness Week*, on-line.

FARLEY, Tom; COHEN, D. (2001). Fixing a Fat Nation. *Washington Monthly*, on-line.

Farm Programs: Information on Recipients of Federal Payments (PDF). *US General Accounting Office*, 2001–06. p. 14.

Farm Subsidies Over Time. *New York Times*.

FAUSTMAN, C.; CHAN, W. K. M.; VELASQUEZ-PEREIRA, J.; MCDOWELL, L. R.; BATRA, T. R. Effects of a-Tocopherol on Metmyoglobin Formation and Reduction in Beef from Cattle Fed Soybean or Cottonseed Meal Diets. *J ANIM SCI* 1998, vol. 76, p. 1421-1426.

FELLOWS, F. S. Mortality in the Native Races of the Territory of Alaska, with special reference to tuberculosis. *U.S. Treasury Public Health Report*, 2 mar. 1934.

FENCH P.; STANTON, C.; LAWLESS, F.; O'RIORDAN, E. G.; MONAHAN, F.J.; CAFFREY, P. J.; MOLONEY, A. P. 2000. Fatty acid composition, including conjugated linoleic acid of intramuscular fat from steers offered grazed grass, grass silage or concentrate-based diets. *Journal of Animal Science*, 78:2849-2855.

FORD, E. S.; GILES, W.H.; DIETZ, W.H. (2002). Prevalence of metabolic syndrome among US adults: findings from the third National Health and Nutrition Examination Survey. *JAMA*; 287 (3): 356–359. doi:10.1001/jama.287.3.356. PMID 11790215.

FRANCIS, Lori. *The Biology of Pleasure*, on-line.

FUNG, T. T.; HU, F.B.; PEREIRA, M.A. et al. Whole-grain intake and the risk of type 2 diabetes: a prospective study in men. *The American Journal of Clinical Nutrition*, 2002; 76:535 [Abstract/free full text].

GARLAND, C.F. et al. The role of vitamin D in cancer prevention. *The American Journal of Public Health,* 2006; 96: 252-61.

GIAMMATTEI, J.; BLIX, G.; MARSHAK, H. H.; WOLLITZER, A.O. Pettitt DJTelevision watching and soft drink consumption: associations with obesity in 11- to 13-year-old school children. *Archives of Pediatrics & Adolescent Medicine,* 157: 882–886, 2003.

GOLSMITH, Zac. Cancer: A Disease of Industrialization. *The Ecologist,* v. 28, n. 2, March/April 1998.

GRUNDY, Scott M. *Statin Trials and Goals of Cholesterol-Lowering Therapy. Circulation,* 1998; 97:1436-1439.

GUYENET, Stephen. *Cancer Among the Inuit.* 4 Jul. 2008. Disponível em <http://wholehealthsource.blogspot.com.br/2008/07/cancer-among-inuit.html>. Acesso em: 21 ago. 2012.

HALLFRISCH, J.; ELLWOOD, K.C.; MICHAELIS OE, REISER S, O'DORISIO TM, PRATHER ES. Effects of dietary fructose on plasma glucose and hormone responses in normal and hyperinsulinemic men. *The Journal of Nutrition,* 1983;113:1819.

HITE A. H. et al. In the face of contradictory evidence: Report of the Dietary Guidelines for Americans Committee. *Nutrition,* 2010; 26:915-924.

HOW Does Exercise Affect Our Mood?. Disponível em: <http://www.portfolio.mvm.ed.ac.uk/studentwebs/session5/26/HORMONES.html>.

HOW to Maintain Brain Power. (2005). *Help the Aged,* on-line.

HU, F.B. Protein, body weight, and cardiovascular health. *The American Journal of Clinical Nutrition,* 2005;82(1); 242S-247S.

JACOBS, D. R.; PEREIRA, M.A.; MEYER, K. A.; KUSHI, L. H. Fiber from whole grains, but not refined grains, is inversely associated with all-cause mortality in older women: the Iowa women's health study. *The American Journal of Clinical Nutrition,* 2000;19:326S-30S [Abstract/free full text].

JENKINS, David et al. Glycemic index of foods: a physiological basis for carbohydrate exchange. *The American Society for Clinical Nutrition*, mar. 1981, vol. 34, n. 3.

JIALAL, I.; FULLER, C. J. Effect of vitamin E, vitamin C and beta-carotene on LDL oxidation and atherosclerosis. *Can J Cardiol*, 1995, vol. 11, Suppl G, p.97G-103G.

JIRTLE, Randy; WATERLAND, R.A. Transposable elements: targets for early nutritional effects on epigenetic gene regulation *Mol. Cell. Biol.* ago 2003, vol. 23, n.15, pp. 5293-300.

JÖNSSON T. et al. Beneficial effects of a Paleolithic diet on cardiovascular risk factors in type 2 diabetes: a randomized cross-over pilot study. *Cardiovasc Diabetol*, 2009; 8:35.

JUNTUNEN, K. S., Niskanen LK, Liukkonen KH, Poutanen KS, Holst JJ, Mykkanen HM. Postprandial glucose, insulin, and incretin responses to grain products in healthy subjects. *The American Journal of Clinical Nutrition*, 2002;75:254-62 [Abstract/free full text].

KANTOR, L. S.; VARIYAM, J. N.; ALLSHOUSE, J. E.; PUTNAM, J. J.; LIN, B.H. Choose a variety of grains daily, especially whole grains: a challenge for consumers. *The American Journal of Clinical Nutrition*, 2001;131:473S– 86S [Abstract/free full text].

KECHAGIAS, S. et al. Fast-food-based hyper-alimentation can induce rapid and profound elevation of serum alanine aminotranferase in healthy subjects. *Gut* 2008;57(5):649-54.

Keep Your Noggin Fit With Brain Exercise. (2003). *Southern Illinois Healthcare*, on-line.

KEPPLER, Carol; YUDKIN, John. *Sugar: Sweet and dangerous.* (Bantom 1973).

KLEIBER, M (1947). Body size and metabolic rate. *Physiological Reviews* 27 (4): 511–541.

KLEMENT, R. J. et al. Is there a role for carbohydrate restriction in the treatment and prevention of cancer? *Nutrition & Metabolism*, 2011, 8:75.

KUMASHIRO, Naoki; ERION, Derek et at. *Cellular mechanism of insulin resistance in nonalcoholic fatty liver disease.*

LAPPE, J. M. et al. *Vitamin D and calcium supplementation reduces cancer risk: results of a randomized trial.* 2007; 85(6):1586-1591.

LARSSON, S. C. et al. Glycemic load, glycemic index and breast cancer risk in a prospective cohort of Swedish women. *International Journal of Cancer,* 2009;125(1):153-7.

LAVI, T. et al. The Acute Effect of Various Glycemic Index Dietary Carbohydrates on Endothelial Function in Nondiabetic Overweight and Obese Subjects. *Journal of the American College of Cardiology,* 2009;53:2283-2287.

LINDEBERG, S. Old and new concepts of healthy eating.

LINDEBERG, Staffan. *Evolution explains biology.*

_____. *On the benefits of ancient diets.*

_____. *Paleolithic Diet in Medical Nutrition.*

_____. *Problems in nutritional science.*

_____. Pubmed – Kitava Study – all articles.

_____. *The Kitava Study.*

LIU, S.; MANSON, J. E.; STAMPFER, M. J. et al. A prospective study of whole-grain intake and risk of type 2 diabetes mellitus in US women. The *American Journal of Public Health* 2000;90:1409-15 [Abstract/free full text].

LIU, S.; MANSON, J. E.; STAMPFER, M. J. et al. Whole grain consumption and risk of ischemic stroke in women: a prospective study. *JAMA* 2000;284:1534-40 [Abstract/free full text].

_____; STAMPFER, M.J.; HU, F. B. et al. Whole-grain consumption and risk of coronary heart disease: results from the Nurses' Health Study. *The American Journal of Clinical Nutrition,* 1999;70:412-9. [Abstract/free full text].

LOREN, Karl. High Cholesterol Causes Heart Disease? Truth Revealed! Treatment of Hypertriglyceridemia. *NIH Consens Statement* 1983 Sep 27-29;4(8):1-5.

MATTSON, Mark P.; DUAN, Wenzhen,; WAN, Ruqian; GUO, Zhihong. (2004). Prophylactic Activation of Neuroprotective Stress Response Pathways by Dietary and Behavioral Manipulations. *NeuroRX*.

MCAULIFFE, Kathleen. *If Modern Humans Are So Smart, Why Are Our Brains Shrinking?* Illustrations by Stuart Bradford. From the September 2010 issue; published online January 20, 2011.

MCKIMMIE, Marnie. (2005). *Walk away from depression*. The West Australian (Perth), on-line.

MEDIA Spotlight on Dr. Peter Havel's Work on the Effects of Sugar and Corn Syrup. Contributors: Stephanie Maroney. 2011, October.

NEW Study Demonstrates that Sugar has to be Palatable to be Fattening in Mice. *Whole Health Source*. Wednesday, June 13, 2012.

NIKOLEY, Richard. *Keeping it Real: Food*.

Paleopathology at the Origins of Agriculture. Editors: COHEN, M. N.; ARMELAGOS, G. J. *Academic Press*, New York, 1984.

PARKER, S.; GIBSON, K. A developmental model for the evolution of language and intelligence in early hominids. *Behav. Brain Sci.*, vol. 2, 1979.

PASSWATER, Richard. Selenium Supplement Cuts Cancer Death Rate in half. *An interview with Dr. Larry Clark*. Part I: Clinical results by Richard A. Passwater, Ph.D.

PEREIRA, M. A.; JACOBS JR., D. R.; PINS J. J. et al. Effect of whole grains on insulin sensitivity in overweight hyperinsulinemic adults. The *American Journal of Clinical Nutrition*, 2002;75:848-55 [Abstract/free full text].

PETERS, Charles R; MAGUIRE, Brian. Wild Plant Foods of the Makapansgat Area and Possible Australopithecus Adaptations. *American Journal of Physical Anthropology*, 1982, v. 57, n. 2, p. 217-218.

PETERS, Charles R; MAGUIRE, Brian. Wild plant foods of the Makapansgat area: A modern ecosystems analogue for Australopithecus africanus adaptations. *Journal of Human Evolution*, 1981. v. 10, n. 1973, p. 565-583.

PRICE, Weston A. *Nutrition and Physical Degeneration: A Comparison of Primitive and Modern Diets and Their Effects.* New York/London: Paul B. Hoeber, Inc/Medical Book Department of Harper & Brothers, 1939.

QUINN, J. F. et al. Docosahexaenoic Acid Supplementation and Cognitive Decline in Alzheimer Disease: A Randomized Trial. *JAMA: The Journal of the American Medical Association*, 2010;304 (17):1903.

REAVEN, Gerald; ABBASI, Fahim, McLAUGHLIN, Tracey. *Obesity, Insulin Resistance, and Cardiovascular Disease.* School of Medicine, Stanford University, Stanford, California, 94305.

RHODES, Justin S.; JEFFREY, Susan; GIRARD, Isabelle; MITCHELL, Gordon S.; VAN PRAAG, Henriette, GARLAND JR., Theodore; GAGE, Fred H. (2003). Exercise Increases Hippocampal Neurogenesis to High Levels but Does Not Improve Spatial Learning in Mice Bred for Increased Voluntary Wheel Running. *Behavioral Neuroscience*, 117, 1006-1016.

RIEDL, Brian M. (2002-04-30). Still at the Federal Trough: Farm subsidies for the rich and famous shattered records in 2002. *Heritage Foundation*. Disponível em: <http://www.heritage.org/Research/Agriculture/BG1542.cfm>. Retrieved 2006-12-27.

ROTRUCK J. T.; POPE, A. L.; GANTHER, H. E.; SWANSON, A. B.; HAFEMAN, D. G.; HOEKSTRA, W. G. Selenium: biochemical role as a component of glutathione peroxidase. *Science* n. 179, p.588-90, 1973.

RULLE, D. C. et al. Comparison of muscle fatty acid profiles and cholesterol concentrations of bison, beef cattle, elk and chicken. *J Anim Sci*, 2002, vol. 80, p.1202-11.

RUSSO-NEUSTADT, A. A.; BEARD, R. C., HUANG, Y. M.; COTMAN, C. W. (2000). "Physical Activity and Antidepressant Treatment Potentiate the Expression of Specific Brain-Derived Neurotrophic Factor Transcripts in the Rat Hippocampus. *Neuroscience*, 101, 305-312.

RYU, Roy; RYU, Helen, The Structure of Lobbying and Protection In U.S. Agriculture. International Affairs, Bush School of Government, Texas A&M. *World Bank Policy Research Working Paper* 3722, September 2005.

SAKALL, H. et al. The effect of oral and parenteral vitamin D supplementation in the elderly: a prospective, double-blinded, randomized, placebo-controlled study. *Rheumatology International*. 2011 May 10 [Epub ahead of print].

SAMUEL, Varman T.; PETERSEN, Kitt F.; SHULMAN, Gerald I. Lipid-induced insulin resistance: unravelling the mechanism. *The Lancet*, v. 375, n. 9733, p. 2267 - 2277, 26 June 2010.

SAMUEL, Varman. Cellular mechanism of insulin resistance in nonalcoholic fatty liver disease. Proceedings of the National Academy of Sciences of the United States of America. *PNAS*. 27 set. 2011, vol. 108, n. 39.

SANDERS, J. *Brain Physiology*.

SEHAT, N.; RICKERT, R. R.; MOSSOBA, M. M.; DRAMER, J. K. G.; YURAWECZ MP, Roach J. A. G.; ADLOF, R. O.; MOREHOUSE, K. M.; FRITSCHE, J.; EULITZ, K. D.; STEINHART, H.; KU. K. Improved separation of conjugated fatty acid methyl esters by silver ion-high-performance liquid chromatography. *Lipids* 1999; 34:407-413.

SILLEN, 1992. Sr/Ca and early hominin diets revisited: new data from modern and fossil tooth enamel. *Journal of Human Evolution* 48 (2005) 147e156.

SIMONNE A. H.; GREEN, N. R.; BRANSBY, J. I. Consumer acceptability and beta-carotene content of beef as related to cattle finishing diets. *J Food Sci,* n. 61, 1996, p. 1254-1256.

SISSON, Mark. *The Primal Blueprint: Reprogram your genes for effortless weight loss, vibrant health, and boundless energy* 1 ed. [s/l]: Primal Nutrition, Inc., 2009. (Primal Blueprint Series).

SKINNER, B. F. A Brief Biography of B.F. Skinner by Julie S. Vargas. B. F. Skinner Foundation, 2005.

STEINHART, H.; GNADIG, S.; RICKERT, R.; SEBEDIO, J. L. Conjugated linoleic acid (CLA): physiological effects and production. *Eur. J. Lipid Sci. Technol.* Vol. 103, p.56-61, 2001.

TAPPY, Luc L. Q&A: 'Toxic' effects of sugar: should we be afraid of fructose? *BMC Biol* 10():42 (2012) *PMID*.

TAPPY, Luc L.; MITH, Michael; KALÊ, Kim-Anne. Fructose overconsumption causes dyslipidemia and ectopic lipid deposition in healthy subjects with and without a family history of type 2 diabetes. crossref 89(6):1760-5 1 Jun 2009 *PMID*.

TAPPY, Luc L.; TRAN, Cristel C. Sucrose, glucose, fructose consumption: what are the impacts on metabolic health? *Rev Med Suisse* 8(331):513, 515-8 (2012) *PMID*.

TAUBES, Gary. What if It›s All Been a Big Fat Lie?, *New York Times Magazine,* July 7, 2002.

TEFF, Karen et al. Endocrine and Metabolic Effects of Consuming Fructose- and Glucose-Sweetened Beverages with Meals in Obese Men and Women: Influence of Insulin Resistance on Plasma Triglyceride Responses, 1994

*THE Antidepressive Effects of Exercise,* on-line.

TIAN, H. Q.; LIANG, G. W.; TAO, Y.; HUANG, Z. Q.; YU, S. Y.; YE, W. Y. Clinical study of Chinese medicine combined with interventional therapy in the treatment of hepatocellular carcinoma. *Henan Zhong Yi Yao Xue Kan*. 2001, vol. 16, p. 47-48.

UMESAWA M. et al. Relations between protein intake and blood pressure in Japanese men and women: the Circulatory Risk in Communities Study (CIRCS). *The American Journal of Clinical Nutrition*, 2009;90: 377-384.

UNGAR, Peter S; TEAFORD, Mark Franklyn. *Human Diet Its Origin and Evolution. Praeger*; 1 ed., 2002.

USDA. *Farm Income and Costs: Farms Receiving Government Payments.*

USDA. Nutrition and your health: dietary guidelines for Americans, 2000. Washington, DC: *Government Printing Office*, 2000.

VERMA, S.; BHANOT, S.; MCNEILL, J. H. Antihypertensive effects of metformin in fructose-fed hyperinsulinemic, hypertensive rats. *J Pharmacol Exp Ther* 1994; 271:1334–7.

VOEGTLIN, Walter L. *The stone age diet: Based on in-depth studies of human ecology and the diet of man*, 1975.

VOLEK, J. S. et al. Effects of dietary carbohydrate restriction vs low-fat diet on flow-mediated dilation. *Metabolism*, 2009 Jul. 24 [Epub ahead of print].

WEI, Yuren, PAGLIASSOTTI, Michael J. THRESHER, Jeffrey S.; PODOLIN, Deborah A.; MAZZEO, Robert S. Comparison of the effects of sucrose and fructose on insulin action and glucose tolerance. *American Journal of Physiology*, Regul Integr Comp Physiol 279: R1334-R1340, 2000.

WEI, Yuren, WANG, Dong, TOPCZEWSKI, Farran, PAGLIASSOTTI, Michael J. Fructose-mediated stress signaling in the liver: implications for hepatic insulin resistance. *Journal of Nutritional Biochemistry*, v. 18, n. 1, p. 1-9

WIKIPEDIA. Original human Stone Age' diet is good for people with diabetes, study finds. Trobriand Islands.

WILLIAMS, Tad; FELLOW, Galbraith; KENNETH, John. The corruption of American agriculture. *Americans For Democratic Action Education Fund.*

YANG, A. BREWSTER, M. J.; LANARI, M. C., TUME, R. K. Effect of vitamin E supplementation on α-tocopherol and β-carotene concentrations in tissues from pasture and grain-fed cattle. *Meat Science* 2002a; 60(1):35-40.

YOUNG, Patrick H. Body *Mass Estimates and Encephalization Quotients*: A Fresh Look at the Australopithecines and Homo habilis. CRSQ, v. 42, n. 4, p. 217-226 March 2006.

YURKO-MAURO, KARIN; MCCARTHY, Deanna; ROM, Dror; NELSON, Edward B.; RYAN, Alan S.; BLACKWELL, Andrew; SALEM JR., NORMAN; STEDMAN, Mary. Beneficial effects of docosahexaenoic acid on cognition in age-related cognitive decline. *Alzheimer's and Dementia* 2010;6(6):456.

ZAVARONI, I.; SANDER, S.; SCOTT, S., REAVEN, G.M. (1980) Effect of fructose feeding on insulin secretion and insulin action in the rat. *Metabolism* 29:970-973.

ZHANG, Lin; HOU, Dongxia et al. Exogenous plant MIR168a specifically targets mammalian LDLRAP1: evidence of cross-kingdom regulation by microRNA. Cell Research, 2011.

# Sites consultados

<http://farm.ewg.org>

<http://weightology.net/weightologyweekly/?page_id=319>

<http://www.fathead-movie.com/index.php/2011/09/12/interview-with-wheat-belly-author-dr-william-davis/>

<http://www.gao.gov/new.items/d01606.pdf. Retrieved 2006-12-27>

<http://www.livestrong.com/article/354769-the-paleo-diet-for-constipation/#ixzz1dJGAuMYn>

<http://www.nytimes.com/2011/04/17/magazine/mag-17Sugar-t.html?pagewanted=all>

**Visite nosso site e conheça estes e outros lançamentos**

www.matrixeditora.com.br

## Os segredos do Doutor Gourmet

Comer bem e de modo saudável é o que todo mundo quer. Ainda bem que você pode fazer isso, seguindo as orientações de um especialista no assunto. O médico Daniel Magnoni, criador do Doutor Gourmet, mostra aqui, em ordem alfabética, para facilitar sua consulta, os principais alimentos e temas relacionados à alimentação, para você conhecer, entender e se aprimorar na arte de ter prazer à mesa.
Tudo com explicações simples, claras e muito didáticas, que podem ser acompanhadas de algumas receitas fundamentais para o seu dia a dia.

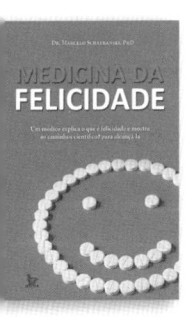

## Medicina da felicidade

Neste livro, um médico mostra o que a ciência compreende por felicidade e quais são as evidências científicas que fundamentam os melhores caminhos para se chegar a ela. Dinheiro traz felicidade? Ser religioso pode fazer de você uma pessoa mais feliz? Ser mais atraente torna a mulher feliz? A segunda-feira é realmente um dia triste? Ser feliz pode ser considerado uma doença? Você vai encontrar as respostas a essas e outras indagações, com base em estudos recentes da emergente Ciência da Felicidade.

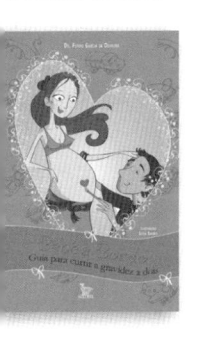

## Bebê a bordo

Este grande sucesso volta agora em nova edição e com nova capa. Simpático e dono de uma conversa cativante, o ginecologista e obstetra Flávio Garcia de Oliveira, pai de cinco filhos, transformou o linguajar técnico das consultas numa agradável, alegre e esclarecedora obra, acompanhando as 40 semanas da gravidez, mostrando as transformações no corpo da mulher e o desenvolvimento do bebê (ou dos bebês, no caso de múltiplos). Mais do que simplesmente abordar a dupla mulher-criança, ele também fala das dúvidas dos pais, dá conselhos ao casal e conta histórias. Um livro perfeito para elevar ainda mais o astral de grávidas e "grávidos".

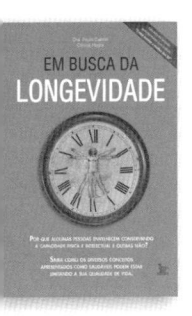

## Em busca da longevidade

O estilo de vida que você adotou para viver com saúde será realmente o ideal? Como explicar que certas pessoas que não se cuidam direito acabam tendo qualidade de vida melhor do que outras que seguem certos padrões tidos como corretos? Este livro vai fazer você rever diversos conceitos de vida.

MATRIX